Michael Titze und Silvia Rößler

Das Lachen

Ein theoretischer
und praktischer
Überblick

www.hcd-verlag.de
1. Auflage 2020
Satz und Layout: Ilse Kühn, Freiburg i. Br.
Cover-Gestaltung: Christian Korn, Augsburg
Titelbild: Shutterstock / Roman Sorkin
Druck und Bindung: Buchdruck Jürgens, Hamburg
ISBN 978-3-938089-34-7
Printed in Germany

Inhalt

Zur Einführung 7

Lachyoga-Übungen 9

Einige Gedanken zum Lachen 11

Lachen ist so kostbar 12

Lustprinzip versus Normalitätsprinzip 16

Als Erwachsener Kind sein 18

Normalität ist relativ 20

Eigenwillig 21

Mit Leib und Seele lachen 25

Lachen ist Hingabe und Ventil 27

Die Heiterkeit des Lachens 31

Heiterkeit bringt mehr Gelassenheit 33

Gelassenheitsübungen für Fortgeschrittene 38

Lachen als Ausdruck von Freude 41

Spielfreude 42

Machen wir es den Kindern nach 42

Der Spaß am Stress 51

Kitzeln löst widersprüchliche Gefühle aus 52

Lachen in der Gemeinschaft 54

Wer alleine lacht – meint es wirklich ernst 57

Lachen als Ausdruck von Befreiung 62

Die Lachepidemie 64

Lachen bringt Farbe ins Grau des Leben 65

Lachen als befreiende Trotzmacht 68

Die Vision des Lachens 70

Die psycho-somatische Bedeutung des Lachens 71

Der Tod und das Lachen 73

Lachen wirkt negativen Emotionen entgegen 79

Das Lustzentrum wird aktiviert 80

EINE TYPOLOGIE DES LACHENS 83
Lachen – so individuell 86

LÄCHELN – DAS „KLEINE LACHEN“ 91
Lächeln als sozialer Verstärker 92
Das echte und das falsche Lächeln 93
Das innere Lächeln 96
Ein Lächeln ins Gesicht zaubern 99
Lächeln als Aggressionspuffer 101
Lächeln und Lachen als universelle Sprache 102
Lächeln und Lachen vom Anfang bis zum Ende 105

DIE DOPPELSINNIGE FUNKTION DES LACHENS 109
Lachen als Mittel der Kommunikation 110
Die Funktion kommunikativen Lachens 110
Echtes Lachen als Gegenkraft zur Scham 112
Kontrolle über Bord werfen 114
Lachen als Mittel der Beschämung 119
Die disziplinarische Funktion des Lachens 121
Glück und Lachen kommen in die Schule 122

DAS KOMISCHE ALS GEGENSTAND DES LACHENS 131
Witz – Weisheit und Komik 133
Witze aus der Schule 138
Komische Inkongruenz 140
Der komische Außenseiter als Narr 142

DAS SCHADENFROHE LACHEN 145
Eine schadenfrohe Pädagogik 146
Die emotionale Bedeutung der Schadenfreude 147
Hämische Schadenfreude 148
Hämische Schadenfreude in der antiken Komödie 150
Ausgleichende Schadenfreude 151
Schadenfreude – ganz menschlich 153

Die Gelotophobie 157
Schamangst 160
Lachen verbindet – Lachen trennt 162
Die agelotische Mimik 167
Familiäre Ursachen der Gelotophobie 168
Facetten der Gelotophobie 170
Traumatisierende Erfahrungen mit herabsetzendem Lachen (= Auslachen) in frühen Phasen der Lebensgeschichte 170
Angst vor dem Lachen der Anderen 170
Empfindsamkeit gegenüber Verspottung 171
Kritische Selbstbeurteilung des eigenen Körpers 171
Kritische Selbstbeurteilung eigener verbaler und nonverbaler kommunikativer Kompetenzen 171
Sozialer Rückzug 172
Problematischer Umgang mit den Anderen 172
Minderwertigkeitsgefühle und Neid, die aus dem Vergleich mit den Humorkompetenzen der Anderen entstehen 172
Validierung des Gelotophobie-Konzepts 173

Den „Sprengsatz Lachen“ entschärfen 175
Das Osterlachen 175
Osterlachen in unserer Zeit 177
Freiwillige und unfreiwillige Komiker 181
Das Humordrama 183
Der Clown als Leitfigur der Unvollkommenheit 184
Die rote Nase des Clowns 185
Mut zum Verlacht werden 187

Die heilende Kraft des Lachens 193
Epigenetik, Krebs und Lachen 195
Die Gelotologie 201
Lachen und Meditation 204
Lachen ohne Alkohol 208
Lachen als Jungbrunnen 210
Vier archimedische Punkte 212
Die Lachatmung 213

Lachen ist Ausatmen 214
Eine heilgymnastische Atemübung 215
In ein Reflexlachen kommen 217

LACHYOGA
(HASYA-YOGA, LACHEN OHNE GRUND) 221
Wie entstand Lachyoga 225
Der hirnphysiologische Ansatz 226
Experimentelle Untersuchungen zum Lachyoga 228
India Laughter Study 228
Auswirkungen des Lachyoga auf das Selbstwertgefühl 229
Grazer Studie 229
Lachyoga und Humor 231

LITERATUR 233

Zur Einführung

Vor Ihnen liegt ein neues Buch über das Lachen. Vielleicht werden Sie sich fragen, ob dieses Thema immer noch so aktuell ist, dass man darüber schreiben muss? Immerhin gibt es dazu eine fast unübersehbare Fülle von Veröffentlichungen – und das seit gut 200 Jahren! Während sich zunächst vor allem die Philosophen mit diesem emotionalen Medium befasst haben, waren es vor allem Verhaltenswissenschaftler, Psychologen und Soziologen, die in der ersten Hälfte des vergangenen Jahrhunderts die Funktion des Lchens erforschen wollten. Erst in der darauf folgenden Phase wandten sich auch Psychotherapeuten, Neurologen und Hirnforscher gezielt diesem „Luxusreflex“ (A. Koestler) zu. Und vor genau 25 Jahren wurde das Lachen plötzlich zu einer „Bewegung“!

Die Initialzündung kam aus dem indischen Mumbai, wo Madan Kataria, ein praktischer Arzt, eher zufällig auf die Befunde der physiologischen Lachforschung bzw. Gelotologie stieß. Die grundsätzliche Aussage war, dass ein herzhaftes Lachen zu nachweisbar positiven Auswirkungen auf den Gesundheitszustand eines Menschen führt – wodurch die altbekannte Erkenntnis verifiziert wurde, dass Lachen eben gesund ist. In einem Land wie Indien, in dem sich viele Menschen weder eine ärztliche Behandlung noch die notwendigen Arzneimittel leisten können, musste die Möglichkeit einer kostenlosen Heilbehandlung gerade einem Arzt als ausnehmend wichtig erschienen sein. So begann Kataria mit verschiedenen Varianten eines systematisch induzierten Lachens zu experimentieren. Es war naheliegend, dass er auch Praktiken der in Indien beheimateten Tradition des Yoga einbezog. Und so entstand Mitte der 1990er Jahre schließlich das Lach-Yoga, das wir in diesem Buch ausführlicher beschreiben.

Um die theoretischen Voraussetzungen des induzierten Lachens transparent werden zu lassen, stellen wir durchgehend die wichtigsten Ergebnisse der traditionellen Lachforschung vor. Diese sind ausführlich mit praktischen Hinweisen verbunden, die sich – wie schon gesagt – überwiegend auf das Lach-Yoga beziehen. Damit Sie gleich sehen, wo diese Hinweise jeweils eingestreut sind, ist dem entsprechenden Kapitel ein grafischer Farbklecks vorangestellt. Dadurch können Sie leicht entscheiden, ob Sie den gesamten Text von Anfang an lesen möchten oder ob Sie sich zunächst diese praktischen Handreichungen anschauen wollen – in Form von vielen Lach-Übungen, die jeweils entsprechend kommentiert sind.

Wir wünschen Ihnen in jedem Fall viel Erkenntnisgewinn und Spaß bei der Lektüre dieses Buches!

Die Autoren

Lachyoga-Übungen

1. Achterbahn ... 48
2. Alles ist möglich ... 22
3. Ärger-Vogel und Freude-Vogel ... 15
4. Atem schöpfen und losloassen ... 215
5. Basta! ... 24
6. Bewegungslied: *„If you're happy and you know it"* ... 181
7. Boxen ... 31
8. Das ist die Welt! ... 209
9. Dein inneres Lächeln ... 97
10. Drei-Herze-Lachen ... 180
11. Dschibberisch sagt alles ... 104
12. Du hast die Wahl ... 14
13. Einen Ast lachen ... 23
14. Fehler lachen ... 127
15. Fernglas-Lachen ... 71
16. Flitzebogen ... 30
17. Freundchen! ... 67
18. Glücksdusche ... 125
19. Gut – sehr gut – wunderbar ... 55
20. Hemmschwelle lachen ... 117
21. Hucke voll lachen ... 66
22. Ich kann alles! ... 126
23. Ja! ... 62
24. Ja! – Nein! – Vielleicht! ... 200
25. Jammerlachen ... 196
26. Jammerlappen ... 66
27. Kartoffel – Pommes ... 139
28. Kleiner Hobbit ... 116
29. Kleiner Sonnengruß ... 58
30. Kleinste tibetische Meditation ... 99
31. Königsdisziplin Langzeitlachen ... 87
32. Lachcreme ... 59
33. Lachen aus dem Ärmel schütteln ... 106

34. Lachen in den Himmel werfen ... 179
35. Lachen in jede Körperzelle schütteln ... 60
36. Lachen platzt raus ... 128
37. Lachen? – Nicht lachen? ... 197
38. Lach-Mantra ... 155
39. Lachmeditation ... 205
40. Lachmotor ... 45
41. Leben-Suppe oder Zaubertrank ... 166
42. Marionetten-Lachen ... 161
43. Miesmuschel ... 45
44. Mumbai-Lachen ... 28
45. Munter – Fröhlich – Froh ... 40
46. Phönix aus der Asche ... 76
47. Problem klein lachen ... 43
48. Qi aus der Erde schöpfen ... 214
49. Quelle des Lächelns und des Lachens ... 212
50. Rasenmäher: laut und leise ... 47
51. Reißverschluss-Lachen ... 165
52. Rhythmisches Klatschen ... 222
53. Rote-Ampel-Lachen ... 36
54. Rucksack-Übung. ... 124
55. Ruderboot ... 49
56. Sehr – gut – sehr –gut –yeah! ... 223
57. Schalk im Nacken wecken ... 79
58. Silly Walk ... 118
59. Spaß- und Humorbrille ... 33
60. Spaßvogel ... 40
61. Über dich selber lachen ... 190
62. Ventil-Lachen ... 67
63. Vier Punkte Lachen ... 20
64. Wieder alles richtig gemacht! ... 123
65. Zauberhaftes Lächeln ... 100

Einige Gedanken zum Lachen

Hand aufs Herz: Wann haben Sie das letzte Mal richtig gelacht? Kürzlich las ich in einer Fachzeitschrift, dass der Mitteleuropäer im statistischen Durchschnitt immer weniger lacht. Woran das liegen mag? Gründe gibt es viele: Zum einen leben wir in einer Zeit, die von Katastrophenstimmung und Zukunftsängsten erfüllt ist. Angesichts schmelzender Gletscher, von Mikroplastik kontaminierten Ozeanen, Hundertausenden von entwurzelten Migranten und eines gigantischen Schuldenbergs scheint der Gegenwartsmensch tatsächlich nichts mehr zu lachen zu haben. Außerdem erweckt ein offenes Lachen im Alltagsleben nach wie vor einen durchaus gemischten Eindruck. Sie glauben das nicht? Dann darf ich Sie bitten, folgendes Experiment durchzuführen: Nehmen Sie sich jetzt in diesem Augenblick vor, für die nächsten fünfzehn Minuten zu lachen. Das braucht kein schallendes Gelächter zu sein. Allerdings sollten Sie Ihre Stimmbänder konsequent in Schwingung bringen. Denn sonst würden Sie ja nur lächeln, und da besteht (wie wir noch sehen werden) ein Unterschied zum Lachen. Sie sind soweit?

Dann können wir jetzt mit dem Experiment beginnen: Bleiben Sie aber nicht im stillen Kämmerlein, sondern gehen Sie hinaus auf die Straße. Jedem, dem Sie nun begegnen, lachen Sie einfach ins Gesicht. Gehen Sie ruhig auch in ein Geschäft, ein Café oder vielleicht ins Postamt hinein: Aber vergessen Sie keinesfalls, dass Sie die ganze Zeit über lachen sollen!

Sie konnten sich nicht entschließen, sich diesem Experiment zu unterziehen? Damit verhalten Sie sich durchaus normal. In unserer Alltagswelt ist das Lachen nämlich nicht selbstverständlich. Es kann verunsichern. Zuweilen kann es auch deutliches Missfallen erregen, wie etwa in den Fällen, wo jemand in einem Restaurant oder der Straßenbahn lauthals loslacht. Schon das fröhliche Lachen einer Kinderschar kann von manchem Zeitgenossen als eine ungebührliche Belästigung erlebt werden. Und wenn Sie nur so vor sich hin lachen, könnte man Sie sogar für übergeschnappt oder zumindest für betrunken halten – dies insbesondere dann, wenn Sie lachend

Ihren Blick auf diejenigen richten, denen Sie unterwegs begegnen: Insbesondere solche Menschen, die unter einer Gelotophobie (S. 157) leiden, könnten das als einen bösartigen Angriff erleben.

Was lässt sich daraus schließen? Offensichtlich bedarf unser gesellschaftliches Zusammenleben selbst dann einer normativen Regelung, wenn es um das Ausleben von an sich ganz positiven Affekten geht. Wir dürfen zwar nach Herzenslust lachen, wenn wir uns im Zirkus die Darbietungen von Clowns ansehen oder an einer feuchtfröhlichen Karnevalssitzung teilnehmen. Wir müssen aber unbedingt ernst bleiben, wenn wir zur Trauergemeinde bei einer Beerdigung gehören oder wenn wir bei einem Gottesdienst anwesend sind. Wer bei solchen Anlässen lacht (und das kommt durchaus immer wieder vor!) macht sich schlichtweg unmöglich. Wen kann es da wundern, dass so viele unserer Mitmenschen im Laufe ihres Lebens dazu übergegangen sind, sich beim Lachen zurückzuhalten?

Lachen ist so kostbar

„Wer dieses Leben recht versteht,
will heiter sein, so oft es geht.“
Li Taibai

Lachen ist Motor, Anker und Ventil. Oscar Wilde sagt: *„Lachen ist Leben und umgekehrt.“* Diese Verknüpfung empfinde ich sehr deutlich. Lachen lässt uns lebendig sein. Wenn wir vitalisiert sind, lachen wir mehr. Ein heilsamer Kreislauf. Was aber ist zu tun, wenn uns das Lachen, diese wunderbare Möglichkeit, unsere Lebendigkeit zu zeigen, verloren ging? Was tun, wenn wir es uns haben verbieten lassen oder belastende Erlebnisse uns nur noch traurige Gefühle zeigen lassen? Verschiedene Wege können dich zu deinem Lachen zurückführen. Tanzen, Singen, Musizieren, Spaziergänge, Beten und Meditieren. Nach dem Tod meiner besten Freundin hatte ich mein Lachen komplett verloren. Dann führte mich mein Weg in einen Lachclub.

Innerhalb erstaunlich kurzer Zeit purzelte mein eingefrorenes Lachen zwischen all den fröhlichen Menschen wieder frisch und frei aus mir heraus. Seitdem bin ich vom Lachvirus infiziert und ich möchte viel Lachen, Licht und Heiterkeit in die Welt bringen und einfach fröhlich sein. Im Lachclub pflegen wir unser Lachen und sind auf der Spur unseres ureigenen Lachens: genau jenes Lachens, dass durch viele Verbote und traurige Erlebnisse verhüllt wurde. Ein jedes Lachen ist so individuell wie ein Daumenabdruck.

Das eigene Lachen wiederfinden, es zu reanimieren und ihm immer mehr Leben einzuhauchen, das ist im geschützten Rahmen eines Lachclubs möglich. Ein jeder hat das Recht zu lachen. Lachyoga (vgl. S. 221) ermöglicht einen Perspektivenwechsel. Dabei werden Lach-Verbote und Lach-Vermiesungen mit inspirierenden Lach-Einladungen konfrontiert. Dazu diese Beispiele:

- „Freu dich nicht zu früh!“
  „Wer sich früh freut, freut sich länger.“
- „Man soll den Tag nicht vor dem Abend loben!“
  „Den Tag schon am Morgen loben, vertreibt Kummer und Sorgen.“
- „Was sollen die Leute denken?“
  „Dass du ein fröhlicher Mensch bist.“
- „Ich darf doch nicht lachen, ich bin in Trauer.“
  „Doch, du darfst lachen. Trotz und alledem.“

Vielleicht reden „die Leute“ hinter unserem Rücken – vielleicht auch nicht. Vielleicht reden sie über uns in einer Art und Weise, die wir nicht mögen. Vielleicht tun sie es aber auch wertschätzend und mit dem Wunsch, ebenfalls so frei zu werden. Letztlich sind wir es selber, die uns Verbote ins Ohr säuseln und ein spontanes, lebendiges Verhalten ausbremsen oder uns liebevoll und aufmunternd zureden.

Du hast jeden Tag die Wahl zu entscheiden, was du hören möchtest. Was du hörst, beeinflusst auch dein Handeln. Willst du lebendig sein – oder total angepasst?

Du hast die Wahl

Wirkung	Entwicklung eigener Selbstverständlichkeit Befreiung von Ansprüchen Stärkung der Flexibilität
Ausführung	▪ Deine linke Hand wie eine offene Schale halten und fragen: *„Lachen?“* ▪ Deine rechte Hand wie eine offene Schale halten und fragen: *„Nicht Lachen?“* ▪ Deine linke Hand wie eine offene Schale halten und fragen: *„Ärgern?“* ▪ Deine rechte Hand wie eine offene Schale halten und fragen: *„Nicht ärgern?“* ▪ Beide Hände zu festen Fäusten ballen und fragen: *„Festhalten?“* ▪ Beide Hände weit öffnen: dabei kannst du alles Festgehaltene über deine Schultern nach hinten werfen. Dabei freudig rufen: *„Loslassen!“* ▪ Arme, Hände, Schultern ausschütteln – dabei gut durchatmen ▪ Beide Hände auf das Herz legen und sagen: *„Ich habe jeden Tag die Wahl. Also lache ich!“* ▪ Arme hochwerfen und befreit lachen – *„Hahahaha-hahahaha!“*

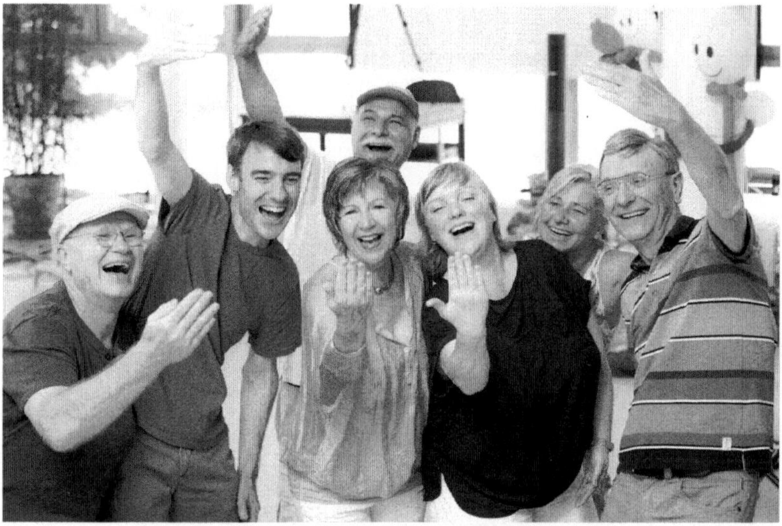

Abb. 1 Spiegel-Lachen. Foto: Egbert Griebeling

Ärger-Vogel und Freude-Vogel

Wirkung	Befreiung von „alten Stimmen" Fördert Flexibilität Entwicklung eigener Selbstverständlichkeit Steigerung von Lebensfreude
Ausführung	▪ Stell dir vor auf deiner linken Schulter sitzt dein Ärger-Vogel, der zwitschert dir ständig in dein Ohr, was du tun und lassen sollst. ▪ Stress und Ärger breiten sich in dir aus, denn dir gefällt nicht, was der Vogel von dir möchte. ▪ Aber horch… ▪ Auf deiner rechten Schulter sitzt dein Freude-Vogel, der zwitschert dir genau das in dein Ohr, was dir gut tut, erzählt dir von dem, was du schon immer machen wolltest und noch viel mehr. ▪ Du spürst, wie sich Wärme und Wohlbefinden in dir ausbreiten.

Ausführung	▪ Oje! Der Ärger-Vogel gibt keine Ruhe. ▪ Da besinnst du dich und wischst sanft, aber entschieden den Ärger-Vogel mit deinem Handrücken, von deiner Schulter: *„Ha-ha-ha!"* ▪ Der Ärger-Vogel währt sich natürlich, aber du bleibst entschieden und lachend dabei, *„Ha-ha-ha!"*, bis er davon flattert... ▪ Nun streichst du deinem Freude-Vogel liebevoll und lächelnd dankbar über sein Gefieder.

Mit einer gestärkten heiteren Haltung, trägt sich ein Lächeln leichter. Beginne lächelnd durch die Welt zu gehen. Damit aktivierst du eine Kaskade der Heiterkeit.

Wenn die Mundwinkel hochgehen, startet unser Gehirn mit der Ausschüttung von Endorphinen, den sogenannten „Glücksbotenstoffen". Diese machen ihrem Namen alle Ehre und lassen dich innerhalb kurzer Zeit wirklich glücklich werden. Durch diese Stimmungsaufhellung erweitert sich dein Blick für humorige Situationen, sodass du mehr schmunzelst und mehr lachst. Die heitere Grundhaltung lässt dich auch spontaner lachen, ohne hinderliche Bremsen. Einfach so. Im Lachyoga üben wir das „Lachen ohne Grund". Diese Haltung macht frei von äußeren Umständen und ermöglicht dir immer mehr selbstbestimmt zu entscheiden. So kannst du lachen wann du willst, solange du willst, soviel du willst.

Lustprinzip versus Normalitätsprinzip

Schon das Kleinkind macht sich die einmaligen Möglichkeiten seines Großhirns zunutze, indem es sich einen eigenen (primären) Wissensschatz schafft, auch wenn dieser noch ziemlich bescheiden ist. Dabei werden Trieb- und Instinktimpulse wirksam, die sich vollständig am Lustprinzip orientieren. Dem entsprechend orientiert sich das ganze Denken und Handeln des kleinen Kindes an eigensinnigen Leitlinien, die auf die Befriedigung von primären Bedürfnissen abzielen. Das heißt, das Kind will unbewusst in eine emotionale Plus-Position gelangen, die mit Lebensfreude, Wohlbefinden und Kraft verbunden ist. Gleichzeitig will das Kind instinktiv einer emotionalen Minus-Position ausweichen, die von Angst, Schmerz und Schwäche erfüllt ist. Dieses primäre Handeln ist unbewusst und ungeregelt. Das kann dieses Beispiel zeigen:

- Ben ist ein aufgeweckter Zweijähriger, der alles tut, um in seiner Familie Aufmerksamkeit zu bekommen. Das ist gar nicht so einfach, weil seine um drei Jahre ältere Schwester in jeder Hinsicht „vorbildlich“ ist. Denn sie kann sich souverän ausdrücken und unterstützt die Mama tatkräftig beim Aufräumen der Wohnung. Sie kann auch schöne Bilder zeichnen und in Großbuchstaben kleine Sätze schreiben. Abends geht sie bereitwillig ins Bett, hört sich eine CD an, um dann problemlos einzuschlafen.
- Ganz anders verhält es sich mit Ben. Er wirft alles um, was in seiner Reichweite ist. Und obwohl er in seiner sprachlichen Entwicklung ein erkennbarer „Spätzünder“ ist, plappert er unentwegt vor sich hin. Selbstständig einschlafen kann (oder will) er nicht. Wenn er von seinen Eltern ins Bettchen gelegt wird, bekommt er regelmäßig wütende Schreianfälle – was zur Folge hat, dass er schließlich ins Elternbett vordringen darf.
- Dennoch ist Ben der Sonnenschein in der Familie. Wegen seines heiteren Gemüts, seiner Fähigkeit, auf die Menschen in seiner Familie unbeschwert zuzugehen, wird der bewundert und geliebt. Er hat – trotz aller Schwierigkeiten, die er macht – seinen Platz gefunden.

Mit zunehmendem Entwicklungsstand wird Bens impulsives Verhalten aber an Grenzen stoßen. Nun wird er nicht mehr einfach das machen dürfen, wozu er Lust hat. Stattdessen wird er sich immer mehr an (sekundären) Leitlinien ausrichten müssen, die dem Normalitätsprinzip folgen. Die entsprechenden Leitsätze werden ihm im Rahmen der Gewissenserziehung von den Erziehern vermittelt. Dies entspricht der Absicht, das Kind zur Vernunft zu bringen. Deshalb wollen sie es an die allgemeinverbindlichen Normen der sozialen Welt heranführen.

Tatsächlich könnten wir uns miteinander nicht vernünftig verständigen, wenn wir die Vielfalt sprachlicher Regeln nicht beachten würden. Der Straßenverkehr würde in einem Chaos zusammenbrechen, wenn sich die einzelnen Verkehrsteilnehmer nicht an die vorgegebenen Vorschriften der Straßenverkehrsordnung halten würden. Gleiches gilt für die vielen Verhaltensvorschriften im Alltagsleben, die wir als Rollen bezeichnen. So muss sich etwa ein Briefträger nach ganz anderen Verhaltensnormen ausrichten als ein Arzt oder ein Kellner.

Die wachsende Bedeutung des Normalitätsprinzips wird Ben zwangsläufig in Konflikte mit seinen primären Interessen bringen. Er wird ganz konkret erfahren, dass er immer dann mit negativen Konsequenzen (= Strafen) rechnen muss, wenn er keinen „guten Willen“ zeigt. Das wird immer dann der Fall sein, wenn er sich im Hinblick auf die Normen des sozialen Lebens uneinsichtig verhält. Gleichzeitig wird er aber auch erfahren, dass eine Anpassung an diese Normen, positive Konsequenzen wie Lob und Anerkennung mit sich bringt. Im anderen Fall wird Ben jedenfalls nicht viel zu lachen haben.

Als Erwachsener Kind sein

„Nur wer Kind geblieben ist,
ist ein wahrer Mensch.“
Erich Kästner

Lachen bringt uns in Verbindung mit der kindlich verspielten Seite. Wenn wir lachen, können wir nicht gleichzeitig denken. Wir lachen aus der rechten Gehirnhälfte heraus, wo unsere Intuition, Kreativität und spielerische Kompetenz verortet ist. Lachen entspannt, bereitet Freude, bringt uns in Ruhe und in unsere Mitte. So können wir uns wie im Spiel vergessen und brauchen nicht allzu geradlinig zu sein. Dieser Zustand ist auch als „Flow“ bekannt.

Im spielerischen Verhalten des Kindes ist der gesunde Impuls verborgen, dem eigenen Instinkt zu folgen. So werden Plus-Emotionen gestärkt, während Minus-Emotionen gebremst werden.

Für ein soziales Miteinander bedarf es, wie wir bereits sahen, verbindlicher Regeln. Vernunft ist hierbei sicher ein wichtiger Regulator. Ein zu großes Chaos innerhalb der Lebensgestaltung würde die Entwicklung der Persönlichkeit nur hemmen. Andererseits eröffnet Chaos unterschiedliche Sichtweisen, welche die Entwicklung unserer Kreativität fördern. Das Symbol von Yin und Yang verdeutlich diese Ausgewogenheit und zeigt, wie Gegensätze zu einer Einheit verschmelzen. Auf diese Weise kann sich der Erwachsene mit seinem gesunden kindlichen Kern verbinden. Dies hat der Prediger Koholet im Alten Testament vermutlich vor Augen gehabt als er erklärte: *„Warum willst du so vernünftig und so gerecht sein? – Willst du verrückt werden?“*

Es geht darum, den eigenen Weg zu finden. Dazu gehört eigenständig zu überprüfen, welche Wahrheiten wir für uns selbst akzeptieren wollen. Das Lachen hilft uns dabei, uns zuweilen in anarchische Gefilde zu begeben.

So weist Viktor Frankl (2005) darauf hin, dass selbst der scheinbare Unsinn einen tieferen Sinn haben kann – wenn er dazu geeignet ist, das Leben psychohygienisch aufzulockern. Wenn dadurch die Augen für das Positive geöffnet werden. Sobald sich ein solcher Perspektivenwechsel einstellt, können wir aus alten Denkmustern aussteigen und neue aufbauen.

Vier Punkte Lachen

Wirkung	Aktiviert kindliche Verspieltheit Hemmschwellen werden abgebaut Lebensfreude wird gesteigert Stressbewältigung Über sich selber lachen können
Ausführung	Mit dem rechten Lachfinger (Zeigefinger) a. in die linke Handfläche tippen und leise lachen b. in die linke Ellenbeuge tippen und etwas lauter lachen c. auf das Brustbein tippen und noch lauter lachen d. auf das dritte Auge tippen (Punkt zwischen den Augenbrauen) und schallend loslachend

Normalität ist relativ

Normalität entspricht niemals einem Zustand von idealer Vollkommenheit. Sie meint lediglich die bloße Durchschnittlichkeit. Demzufolge werden wir nur solche Menschen als normal bezeichnen, welche die Spielregeln gesellschaftlichen Zusammenlebens nicht in einer absoluten, sondern lediglich einer relativen Weise befolgen.

Relativität und Durchschnittlichkeit besitzen keinen Ausschlusscharakter. So wird sich der „normal" denkende und handelnde Mensch immer einen Freiraum für das Ausleben der „unvernünftigen" Impulse aus seiner eigenen Kindheit bewahren. Er wird dabei jenem Lust- und Laune Prinzip folgen, welches sein Verhalten in früheren Kindheitstagen bestimmt hat. Und genau das ist ein Grund zum Lachen: Wer es sich als verantwortungsvoller Erwachsener leistet, gelegentlich ungehemmt aufzutreten, folgt klar diesem Prinzip. Dies trifft zum Beispiel auf diejenigen zu, die in der Karnevalszeit ungehemmt drauf los leben (was ihnen im „normalen" Alltagsleben nie in den Sinn käme).

Eigenwillig

*„Manchmal musst du aus der Rolle fallen,
damit du aus der Falle rollst."*

Eigenwillige haben es schwer. Meine Mutter sagte zu mir als Kind: *„Du bist schlimmer als zwei Jungs zusammen."* Das hatte zweierlei Wirkung auf mich. Einerseits gab es mir das Gefühl, sehr anstrengend zu sein und damit abgelehnt zu werden. Andererseits gefiel mir diese Aussage, da sie mir das Gefühl von vermittelte, wild und keck zu sein.

Erziehung ist sehr auf Anpassung ausgerichtet. Von den Erziehern bekommen Kinder häufig vermittelt: *„Sei am besten wie die anderen, fall nicht auf, so bekommst du keinen Ärger."* Wo bleibt da die Individualität? Damit meine ich nicht die Entwicklung zum Egomanen, sondern die Entwicklung einer Persönlichkeit mit eigener Sichtweise und dem Mut, diese auch zu leben. Wie oft hören wir die anderen sagen: *„Das geht nicht!"* Dann kam aber einer, der wusste das nicht und hat es einfach gemacht. Dazu gehört zum Beispiel, laut zu sein und unangenehm aufzufallen, um nicht in der normalen Masse zu verschwinden, sondern sich von ihr abzuheben.

Wir unterliegen dem kulturellen Baumbeschnitt, wie ich es nenne. Das beginnt bei unseren Eltern, die uns als erste ein Stück weit in die von ihnen gewünschte Form bringen. Damit folgen sie den Erwartungen der Kultur, aus der wir kommen. Doch diese sägt auch in unserem späteren Leben an dem einen oder anderen Ast. Inzwischen leben Angehörige vieler verschiedener Kulturen zusammen in unserem Land. Zum Teil haben sie sich vermischt, was man als gelungene Integration bezeichnet. Oder sie haben sich voneinander abgegrenzt, um ihre eigenen Kreise zu ziehen. Was ist dann noch „normal"? Welche Spielregeln haben in solchen Fällen zu gelten? Welche Flexibilität und Veränderung ist notwendig, um miteinander auskommen zu können? Deshalb sind Flexibilität, Humor und Anpassung an die wechselnden aktuellen Situationen und Umstände eine wichtige Fähigkeit der Lebensbewältigung. Das bedarf einer Geisteshaltung, die es möglich macht, sich flexibel neue Strukturen zu erschließen.

Als meine Tochter klein war, spielten wir oft Gesellschaftsspiele. Zuerst erklärte ich ihr jeweils die Regeln des Spiels, so wie es der Spiele-Erfinder vorgesehen hatte. Oft gefielen ihr diese Regeln aber nicht. Ich ertappte mich dabei, dass ich sofort Worte im Kopf hatte wie diese: *„Die Regeln sind nun mal so. So haben wir es immer gespielt und so spielen wir es jetzt auch weiterhin.“* Doch mein durch Lachyoga geschulter Geist hielt inne und ich führte mir stattdessen vor Augen: *„Hör dir doch erst einmal die Ideen deines Kindes an. Die können doch ganz spannend sein. Warum nicht anders spielen? Nur so entsteht Neues.“* Es hat dann tatsächlich viel Spaß gemacht, das eigentlich Normale auch anders zu gestalten. Meine Tochter sagte irgendwann: *„Man kann es so machen oder so. Man muss nur wissen warum.“* Welche Weisheit aus Kindermund!

Alles ist möglich

Wirkung	Ermuntert neue Wege zu gehen Perspektivenwechsel Auflösung alter Muster
Ausführung	▪ Deine rechte Hand zeigt mit dem Handteller nach oben: ▪ *„Ich kann es so machen.“* ▪ Dein linker Handteller zeigt nach oben: ▪ *„Ich kann es auch so machen.“* ▪ ein Blick geht zwischen deinen beiden Händen hin und her: ▪ *„Ich muss nur wissen warum.“* ▪ Drei Mal in deine Hände klatschen und sagen: ▪ *„Alles – ist – möglich!“* ▪ Lachend die Arme nach oben werfen – dabei löst sich alles in befreiendem Gelächter auf: *„Ja – hahahahahaha.“*

Einen Ast lachen

Wirkung	Fördert die Fantasie Inneres Kind erwecken Stärkt den Humor
Ausführung	Stell dir vor, „du lachst dir einen Ast“: ▪ kleiner, zarter Ast: zart kichern, leise lachen ▪ dicker, starker Ast: kräftig, tief und laut lachen ▪ anderen den Ast zeigen und entsprechend dazu lachen
Variante	In der Natur kannst du einen entsprechende echte Äste dazu suchen
Inter-pretation	Heinrich Zille: *„Gibt dir det Leben een Puff, denn weine keene* Träne!* *„Lach dir'n Ast und setz dir druff und baumle mit de Beene.“* (*ein paar Tränen = meine Variante!)

„Basta“

Wirkung	Stärkt Durchsetzungsvermögen Stimmungswandel Löst Spannung Fördert eine neue Streitkultur Inneres Kind erwecken Stärkt den Humor
Vorstellung	▪ Zwei Menschen sagen sich so richtig deftig die Meinung ▪ und lösen dann die gesamte Situation in verbindendes Gelächter auf
Ausführung	**Zu zweit** ***Teilnehmer 1:*** ▪ Blickkontakt zum Partner /grimmig schauen ▪ Energisch mit der rechten Faust in die linke Handfläche schlagen und sagen: *„Basta!“* ▪ Die Hände in die Taille stemmen ▪ Dabei sagen: *„Basta“!* ▪ Mit drei stampfenden Schritten um sich selbst herum drehen ▪ Bei jedem Schritt energisch sagen: *„Basta! – Basta! – Basta!“* ***Teilnehmer 2:*** ▪ Hört sich das beeindruckt an ▪ Eventuell damit spielen: verschreckt tun und so... ▪ Wenn Teilnehmer 1 fertig ist, erklärt Teilnehmer 2 dem Partner seine Meinung ebenso **Danach** ▪ Die Spieler stehen sich gegenüber – werfen die Arme hoch und brechen in erleichtertes heiteres Gelächter aus

Mit Leib und Seele lachen

Lachen ist für den französischen Philosophen Henri Bergson (2011) wie die Schaumkrone auf einer Meereswoge. Doch der Theoretiker des Lachens müsse sich wie ein Kind fühlen, das den Schaum mit der Hand abschöpft und sich wundert, dass gleich darauf nur noch ein paar Wassertropfen durch seine Finger rinnen.

Das Lachen lässt sich vom Verstand nicht begreifen. Im Lachen offenbart sich nämlich die affektive Lebendigkeit des Menschen in ihrer ursprünglichsten Weise. Wie wir noch sehen werden, wird der physische Akt des Lachens mit einer emotionalen Befreiung in Zusammenhang gebracht, die körperliche Spannungen auflöst, Selbstheilungskräfte mobilisiert und den Energiefluss im Körper fördert. Und in psychologischer Hinsicht befreit Lachen von der Last jener Pflichterfüllung, die uns der Ernst des Lebens unerbittlich auferlegt. Genau diese Art der Befreiung haben die meisten von uns schon in der Kindheit erlebt. Dazu können wir uns diese kleine Szene vor Augen führen:

- Drei Kinder müssen beim Rektor ihrer Grundschule erscheinen, weil sie sich zuvor auf dem Schulhof daneben benommen haben. Während sie sich die Standpauke ihres Schulleiters anhören, wirken sie angespannt und unsicher. Sie senken die Blicke und sind mucksmäuschenstill. Nachdem alles vorbei ist, rennen sie jedoch unbeschwert durch den Korridor und lachen: Sie empfinden eine große Befreiung, die den gerade empfundenen Stress vollkommen auflöst.

Obwohl das Lachen ohne Zweifel ein ganz ursprünglicher leibseelischer Mechanismus des Spannungsabbaus (und damit der Stressbewältigung) ist, wurde es den Menschen nicht gleich in die Wiege gelegt. Dies betrifft sowohl die Entwicklung des einzelnen Individuums (= Ontogenese) als auch der Menschheit insgesamt (= Phylogenese). Denn so, wie der Säugling zunächst nicht lachen kann, verfügten auch unsere frühesten Vorfahren aller Wahrscheinlichkeit nach nicht über die einzigartige Fähigkeit, durch ihr Lachen emotionale Botschaften zu vermitteln. Heute gehen wir davon aus, dass die gemeinsamen Vorfahren von Affen und Hominiden vor rund 16 Millionen Jahren zu lachen begannen: Erst dadurch wurde es ihnen möglich, freudige Gefühle mitzuteilen.

Echtes Lachen bedarf ebenso wenig einer vernünftigen Begründung, wie es sich auch in keiner Weise um eine normative Reglementierung schert. Im Gegenteil: Ein Lachen stellt sich häufig gerade dann ein, wenn die äußeren Umstände sich für den Ernst des Lebens stark machen! Dieses in jeder Hinsicht unangepasste Lachen ist im Grunde nichts anderes als ein Sieg des Körpers über den Verstand: Dabei wird die normale Selbstkontrolle so außer Kraft gesetzt, dass manche Körperfunktionen regelrecht entgleisen können. So können Tränen fließen, und man macht sich gelegentlich vor Lachen sprichwörtlich in die Hose! Es kommt zu krampfartigen Muskelzuckungen, die besonders im Bauchbereich schmerzhaft sein können. Der geregelte Atemfluss wird unterbrochen, so dass viel mehr Luft eingeatmet wird als im Normalzustand. Und die Stimmbänder werden intensiv zum Schwingen gebracht, was zu jenem typischen Wiehern und Brüllen führt, das man als schallendes Gelächter bezeichnet. Aber keine Angst: Das dauert nicht ewig. Über kurz oder lang ist dieses physiologische Gewitter verflogen, und der Verstand darf die Urgewalt des Körpers wieder beherrschen.

Im Lachen überlassen wir uns nämlich der völlig unbewussten Weisheit des Körpers: so, wie das auch ein neugeborenes Kind tut. Damit kann die ursprünglichste und reinste Lebensfreude fließen. Der lachende Mensch genügt sich dabei selbst, weil ihm das Leben „einfach Spaß macht"! Demzufolge ist seine Stimmung freudig aufgeheitert.

Lachen ist Hingabe und Ventil

„Wenn das Leben sich auf seinen Ernst beruft, berufe du dich auf deine Heiterkeit.“

Lachen heißt: sich zunächst verlieren, um sich wiederzufinden. Wie der Phönix aus der Asche. Sich voller Lust dem Körper hinzugeben und sich in das Netz der Lebensfreude fallen lassen. Dann steht unser Gedankenkarussell still und wir können mit frischem Blick wieder in das Alltagsleben auftauchen. Welche Bereicherung, wenn uns diese Kraft zur Verfügung steht! Wir dürfen dann so manche gesellschaftliche Fessel von uns werfen und lachend unsere Heiterkeit ernst nehmen.

Lachen kann auch eine wunderbare Spannungsregulation sein. Lachen entsteht im Ausatmen. Dadurch kann der spannungsvoll kontrollierte Atemfluss – plötzlich, über ein herausplatzendes Lachen – seinen Weg nach draußen finden. Dabei ist unser Zwerchfell stark beteiligt. Die Quelle des Lachens ist unterhalb des Bauchnabels angesiedelt. Wenn es ganz mühelos aus dieser Quelle nur so heraussprudelt, steigt das Lachen auf, um dann regelrecht aus uns heraus zu hüpfen. Wir können uns nur noch den bebenden Bauch halten, weil uns das Lachen übermannt. Für Kinder ist das ganz einfach. Vielen Erwachsenen ist das spannungsregulierende Lachen im Laufe ihres Lebens aber abhanden gekommen. Doch diese Fähigkeit lässt sich wieder zurück gewinnen. Wenn wir uns darin üben, regelmäßig zu lachen, wird das Zwerchfell trainiert, unsere Atmung entwickelt sich zur Bauchatmung und das Lachen kann aus der Tiefe des Bauches heraufsteigen. Vielleicht wird der Glücksbuddha deshalb nicht nur als Lachender, sondern auch als Dickbäuchiger dargestellt.

Mumbai Lachen

Wirkung	Stärkt das Zwerchfell Sensibilisierung für die Zwerchfelltätigkeit Atmung wird tiefer Fördert die Erdung
Ausführung	▪ Schieb deine hochgezogenen Hände zwei Mal nach vorne, ungefähr auf Brusthöhe ▪ Dazu sagen: *„Ho-ho"* ▪ Beide Hände schieben zwei Mal Richtung Boden ▪ Dazu sagen: *„Ha-ha"* ▪ Mehrfach wiederholen ▪ Das nach vorne Schieben der Hände kann variabel gestaltet werden – ▪ Mal mehr nach links oder rechts
Variation 1	Dabei kannst du durch den Raum gehen: Einen Schritt auf *„Ho-ho"* Den nächsten Schritt auf *„Ha-ha"*
Variation 2	Zu Musik: die Bewegung wird ein kleiner Tanz
Variation 3	Eine Hand schiebt. Die andere Hand auf die Region deines Zwerchfells legen – unterhalb der Rippenbögen – so kannst du die Aktion deines großen Atemmuskels spüren

Der lachende Mensch ist nicht selten überrascht, wenn dieses Lachen so gar nicht zur aktuellen Situation passt. Aber der Druckausgleich tut unbedingt gut, und der Körper reguliert alles auf seine eigene Art und Weise. Gerade vor ein paar Tagen gab es für mich wieder so einen Anlass zum Staunen. Meine Tochter hatte einen Flug ergattert, um aus Sydney nach Hause zu fliegen. Die gesamte Situation war sehr angespannt, denn es ging um einen verfrühten Rückflug, bedingt durch die Corona-Krise. Sie befand sich schon mit Koffer auf dem Flughafen, da wurde ihr verkündet, dass sie nicht mitfliegen kann. Welch eine Situation. Als sie mich anrief, um mir das zu verkünden, kam ich mir vor wie im falschen Film. Mein

Lachen hatte sich tief versteckt. Doch dann gab es irgendeine Bemerkung meiner Tochter, die mich lachen ließ und ich war so froh um diese Erlösung. Sie jedoch sagte aus ihrer tiefen Frustration heraus: *„Das ist überhaupt nicht zum Lachen."* Da war ich froh um mein Wissen der Ventilfunktion des Lachens und antwortete: *„Ja. Das stimmt. Aber mein Körper brauchte gerade offensichtlich einen Druckausgleich."* Und plötzlich mussten wir beide lachen. Die Situation war damit nicht gelöst, aber der Blick war wieder freier, um eine Lösung zu finden.

Ich kenne dieses Phänomen auch von Berichten, die mir bei meinem Vortrag *Lachen trotz und alledem* erzählt werden. So fragte mich zum Beispiel eine Zuhörerin vorsichtig, ob ich ihr etwas zu folgender Situation sagen könnte: Vor Jahren sei sie zusammen mit Freunden zu einer Beerdigung gefahren. Auf dem ganzen Hinweg hätten sie im Auto gelacht. Nachdem sie bei der Trauerfeier angekommen waren, gelang es ihnen „zum Glück", ziemlich ernst zu bleiben. Alle waren ja auch wirklich traurig. Bei der Rückfahrt ging das Gelächter, sowie sie wieder im Auto saßen, dann von neuem los. Diese Frau war darüber aber tief beschämt und irritiert. *„Das kann und darf doch nicht sein"*, war ihr Kommentar. Bislang hatte sie sich nicht getraut, mit jemanden überhaupt darüber zu reden. Ich erklärte ihr die Funktion des unbändigen Gelächters, indem ich auf die selbstregulierende Ventil-Funktion hinwies: Wie bei einem Dampfdrucktopf findet im Lachen nichts anderes als ein Druckausgleich statt. Heinz Marecek (2010, 11) hat in diesem Zusammenhang einmal erklärt: *„Lachen ist das wichtigste Ventil unseres Lebens! So wie wir schwitzen, wenn es uns zu heiß ist, lachen wir, wenn sich unser Emotions-Apparat überhitzt."*

Was war sie erleichtert! Endlich konnte sie ihr Verhalten, welches sie als völlig unangemessen interpretiert hatte, besser verstehen. Ein riesengroßer Stein fiel ihr vom Herzen.

Flitzebogen

Wirkung	Spannungsregulation Stressreduktion Kindliche Verspieltheit Atmung vertiefen Loslassen trainieren Balance stärken
Ausführung	▪ Deine Arme nach oben führen und dabei einatmen ▪ ausatmen, dabei deine Arme nach unten führen und deinen Oberkörper Richtung Boden neigen, Kopf hängt entspannt ▪ Diese Folge zwei Mal wiederholen ▪ Ein drittes Mal: Einatmen und die Arme nach oben führen ▪ Die Spannung und den Atem nun halten – halten – halten – wenn du kannst, geh zusätzlich noch in den Zehenstand – den Oberkörper nach hinten lehnen: wie ein gespannter Flitzebogen ▪ Lass dich aus dieser Spannung plötzlich nach vorne fallen - wie der Pfeil eines Bogens ▪ Aus dem Fallen herzlich lachend weiterlaufen – dabei auf deine Oberschenkel klatschen
Variation	In der Gruppe: beim Loslaufen den anderen Teilnehmern lachend und vergnügt begegnen

Boxen

Wirkung	Spannungsregulation Stressreduktion Stimmungswandel Kindliche Verspieltheit Loslassen trainieren
Vorstellung	▪ Du hast einen Punching-Ball vor dir ▪ Er ist Symbol für ein Ärgernis, welches dich sehr beschäftigt ▪ Du machst dir Luft ▪ kannst danach über die Situation gelöst lachen
Ausführung	Schrittstellung – Hauptgewicht ist auf dem vorderen Fuß ▪ grimmig schauen ▪ beide Hände fausten ▪ rechten Arm energisch nach vorn boxen lassen ▪ begleitet von einem heftigen *„Ha!“* ▪ linken Arm energisch nach vorn boxen lassen ▪ begleitet von einem heftigen *„Ha!“* ▪ Die Spannung auflösen mit heiterem Arme ausschütteln, Körper schütteln und Gelächter

Die Heiterkeit des Lachens

Die Heiterkeit des Lachens entsteht, wenn wir dazu angeregt werden, Freude zu empfinden (vgl. S. 41). Nur unter dieser Voraussetzung können wir das Leben von seiner vergnüglichen Seite wahrnehmen. Quellen der Heiterkeit können äußere Ereignisse sein, die uns belustigen. Daneben kann auch die innere Einstellung zum Leben ein Nährboden von Heiterkeit sein. Dabei bewerten wir die belebte und unbelebte Welt insgesamt positiv, was dazu führt, dass der „Ernst des Lebens“ gedanklich relativiert und affektiv entspannt wird. Heiterkeit entspricht somit einer gelassenen Haltung, die durch eine großzügige Nachsicht gegenüber jeglicher Unvollkommenheit gekennzeichnet ist: Das bezieht sich sowohl auf die Wahrnehmung der Mitmenschen als auch der eigenen Person. Damit können wir uns von der Strenge einer allzu vernünftigen Betrachtungsweise befreien, die in den Fesseln des Normalitätsprinzips verfangenen ist.

Heiterkeit macht kreativ, weil sie Denkblockaden auflöst und ein spritziges, flexibles Denken ermöglicht. Heiterkeit lässt sich damit als eine persönliche Stärke definieren, die mit einer positiven Grundstimmung verbunden ist und die sich auf weitere Fähigkeiten des betreffenden Menschen auswirkt, und zwar auf...

- eine optimistische Grundeinstellung, die es uns erlaubt, auch in schweren Zeiten den Silberstreifen am Horizont sehen
- eine Resilienz bzw. psychische Robustheit, mit deren Hilfe wir Distanz zu belastenden Lebenssituationen herstellen können, indem wir deren Bedeutung relativieren
- die Fähigkeit, alltägliche Ereignisse aus einer unkonventionellen („komischen") Perspektive wahrzunehmen
- eine kognitive Flexibilität, die es ermöglicht, ungewöhnliche gedankliche Verknüpfungen herzustellen
- soziale Kompetenzen, mit deren Hilfe wir im gemeinsamen Lachen eine zwischenmenschliche Brücke aufbauen
- eine kommunikative Attraktivität, die sich in einer nonverbalen Verbindlichkeit ebenso äußert wie in einer verbalen Witzigkeit
- die rasche Aktivierung physischer Ressourcen (körpereigene Immunabwehr, entzündungs- und stresshemmende Hormone, Endorphine)

Heitere Menschen sind in der Lage, die Alltagsprobleme zu relativieren. Verbissene Zeitgenossen sehen vieles im Leben hingegen eng und empfinden dieses als trist. Wissenschaftliche Studien kamen dabei zu diesen Ergebnissen:

- Heitere Menschen werden öfter befördert und erhalten höhere Gehälter.
- Ein Arbeitsplatz ist umso beliebter, je häufiger an diesem gelacht wird.
- Forscher der McMaster University in Hamilton (Kanada) untersuchten im Jahre 2004 rund 5000 Probanden, die älter als 40 Jahre waren. Ergebnis: Heitere Menschen haben eine bis zu sieben Jahre höhere Lebenserwartung.

Heiterkeit bringt mehr Gelassenheit

„Der Optimist hat nicht weniger oft unrecht als der Pessimist. Aber er lebt froher."

Charlie Rivel, Clown

Lachen, Witz und Humor verschaffen uns eine heitere Grundeinstellung. Mit dieser Lebenshaltung können wir die Welt durch die Spaß- oder Humorbrille betrachten und schon sieht alles gleich viel schöner aus.

Spaß- oder Humorbrille

Wirkung	Perspektivenwechsel Stimmungsaufhellung Focus für Heiteres schärfen
Ausführung	▪ Führe die Kuppen von Zeigefinger und Daumen zusammen - jeweils mit der linken und der rechten Hand. Somit hast du zwei Brillengläser An den vier Fingerkuppen befinden sich Magneten: ▪ Die Fingerkombination beider Hände zusammenführen ▪ „Klick" – schon hast du eine Humor- oder Spaßbrille!

Ausführung	▪ Du kannst durch diese heitere Brille schauen und dir zum Beispiel sagen: *„Die Welt sieht gleich viel schöner aus!"*

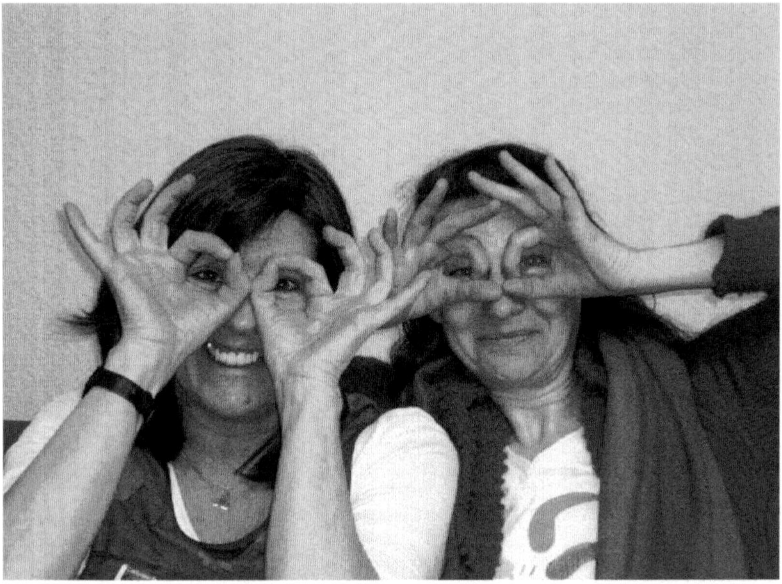

Abb. 2: Humor- und Spaßbrille. Foto: Josef Schomaker

Ein solcher Perspektivenwechsel kann neue Sichtweisen eröffnen. Optimismus darf sich ausbreiten. Ressourcen werden genährt und soziale Strukturen gestärkt. Ein achtsames, wertschätzendes, friedliches Miteinander wird zudem gefördert, was zu einer stabileren Gesundheit, zu mehr Glücksempfinden und Zufriedenheit führen kann. Denn Lachen befreit sowohl von Stress wie es auch Menschen miteinander verbindet.

Situationen, die uns regelmäßig stressen, gilt es dabei neu zu gestalten. Denn das wissen die Forscher inzwischen: ein nur kurz aufkommender Stress ist nicht das Problem. Dafür ist der menschliche Organismus durchaus ausgerichtet. Dauerstress jedoch hinterlässt deutlich Spuren. So gilt es zu überprüfen: Welche stressauslösenden Umstände kann ich ändern? Wo kann ich meine Einstellung zu der belastenden Situation umstellen? Was gilt es zu vermeiden? Wie kann ich mein Leben entspannter und damit gesünder und fröhlicher gestalten?

Wir können nicht alles in Wohlgefallen verwandeln. Aber eine ganze Menge. Für was entscheidest du dich? Deine Energie in sinnlosem Ärger verpuffen zu lassen? Oder Energie lieber auf deinem persönlichen Energie-Konto anzusammeln, um sie dann sinnvoll zu nutzen? Für das notwendige Umdenken bedarf es allerdings eines echten Trainings. Denn wir sind auf eine geradezu unglaubliche Weise auf Ärger konditioniert. Doch mit der Lachyoga-Übung *Rote-Ampel-Lachen* macht das Umprogrammieren richtig Spaß und es wird ein starker Anker gesetzt. Jedes Mal wenn du zum Beispiel im Verkehr vor einer Ampel stehst, wirst du daran erinnert: Ärgern oder nicht ärgern? Zum 150. Geburtstag der Ampel (2018) habe ich im Radio gehört, dass in Deutschland jeder Autofahrer – rein statistisch – mindestens zwei Wochen seines Lebens mit dem Warten vor einer roten Ampel verbringt. Da sind die Zeiten als Fußgänger und Radfahrer noch nicht dabei. Also: Es lohnt sich, eine solche Wartezeit definitiv entspannter zu nutzen. Rote Ampeln werden nicht schneller grün, wenn wir uns ärgern. Wir können die Wartezeit positiv nutzen und statt Adrenalin und Kortisol (Stresshormone) lieber Endorphine (Glücksbotenstoffe) aktivieren. Wir können Gelassenheit trainieren und entspannt, unfallfrei und heiter am Ziel ankommen.

Rote- Ampel- Lachen

Wirkung	Stressreduktion Entspannung Perspektivenwechsel Stimmungsaufhellung Positives Programmieren
Ausführung	▪ Du stehst an einer roten Ampel: innerlich lächeln oder die Ampel laut anlachen ▪ Beim Lachen deine Hände Richtung Ampel hochwerfen und ihr lachende Grüße schicken: *„Rote Ampel! – Hahahahaha“* *„Ich genieße die geschenkte Pause! – Hahahahaha“* *„Ich entspanne mich! – Hahahahaha“* *„Danke, dass der Stopp mich aus meinem Speed rausholt. – Hahahaha“* *„Gleich ist grün. – Hahahahahaha“*
Variante 1	„Baustelle! – *Hahahahaha*” „Umleitung! – *Hahahahaha*“ „Bahnschranke! – *Hahahahaha*“ „Verkehrskontrolle! – *Hahahahaha*“ „Blitzer! – *Hahahahaha*“
Variante 2	▪ Mit den Schultern kreisen ▪ Die Hände lockern – auch mal entspannt auf die Beine legen ▪ Kopf nach links und rechts drehen – dabei deine Nachbarn anlächeln: ▪ die Halswirbelsäule wird aktiviert und Endorphine werden angekickt ▪ bewusst ein- und ausatmen ▪ vor sich hin kichern ▪ singen und/oder summen

Anmerkung	Siehe da: Die Ampel springt gefühlt viel schneller wieder auf grün – und du kannst heiter und entspannt weiterfahren!
Variante 3	Als spielerische Übung in der Gruppe: ▪ Alle laufen durcheinander ▪ spielerisch Auto oder Motorrad fahren ▪ Die Spiel-Leitung oder ein Teilnehmer ruft: *„Baustelle"!* usw. Alle bleiben stehen, lachen herzhaft und weiter geht's. ▪ Bei *„Umleitung"* können alle rückwärts laufen.

Die Rote Ampel-Übung macht es dir möglich, über Widrigkeiten im Leben solange beharrlich zu lachen, bis sich eine neue Lebenshaltung eingestellt hat. Du kannst dich auf diese Weise umprogrammieren. Wichtige Bedingungen dafür sind: dein eigener Wille zur Veränderung muss vorhanden sein und ebenso deine Bereitschaft bzw. deine eigene Erlaubnis über unabänderliche Situationen im Leben lachen zu dürfen. Karl Valentin beschreibt es wunderbar: *„Ich freue mich, wenn es regnet und wenn ich mich nicht freue, regnet es auch."* Wenn die Ampel rot ist, ist sie rot und es dauert, wie es dauert, bis sie wieder grün ist. Akzeptiere ich das nicht und fahre über die rote Ampel, muss ich mit Konsequenzen rechnen: Es kann teuer werden, es kann Punkte in Flensburg geben und eventuell ist sogar der Führerschein für einige Zeit weg. Zusätzlich bedeutet es, dass der Stress an der Ampel unentwegt weiterbesteht.

Wie willst du dich entscheiden? Bist du für: ausgebremst und wutschnaubend? Oder möchtest du die Haltung einnehmen: *„Hallo – da wird mir gerade eine Pause geschenkt, die ich mir sonst nicht nehmen würde. Ich kann jetzt tief durchatmen – lächeln – und entspannt weiterfahren."* Deine Gesundheit und deine Mitmenschen werden es dir danken. Es lohnt sich umzudenken.

Gelassenheitsübungen für Fortgeschrittene

Manchmal gibt es den Tag der Tage. Den kennst du bestimmt. Als hätte sich alles gegen dich verschworen. Beim Frühstück die Milch verschüttet. Das Auto springt nicht gleich an. Unterwegs zur Arbeit fällt dir ein, was du vergessen hast. Die Ampel ist ausgefallen und ein Polizist regelt den Verkehr. So langsam wird es echt knapp, noch pünktlich an deinem Ziel anzukommen. Zu allem Überfluss stehen zwei Autos quer auf einer kleinen Kreuzung und die Autos von rechts umrunden diese beiden Wagen. Das erste der beiden Autos ist ein Müllauto. Dieses große Auto fährt rechts ab und du denkst schlau bei dir: „Da fahr ich doch lieber weiter und biege eine Straße später ab“. Doch siehe da, das Müllauto war flotter als gedacht und versperrt dir auch die nächste Abbiegung. Weiterhin lässt du dich nicht beirren. In dir blitzt der lichte Gedanke auf: „Ein kleines Stück rückwärts, dann in die Seitenstraße, im Bogen fahren und schwupp befinde ich mich *vor* dem Müllauto“. Deine Stimmung steigt und du bist glücklich, dass du weiterhin noch bei guter Laune bist. Und dann, gerade als du um die Kurve kommst und rechts abbiegen willst, bewegt sich das Müllauto soweit vor, dass es dich wieder ausbremst. Und nun? Ins Lenkrad beißen oder schallend lachen und dich in dein Schicksal ergeben?

Anderes Szenario: Ich war auf meinem Weg zu einem Altenheim, wo ich für Ehrenamtliche meinen Vortrag *Lachen trotz und alledem* halten durfte. Ich nahm alles an Hindernissen mit, was ging. Defekte Ampel. Umleitung. Gedachte Abkürzung, die sich als viel länger erwies. Bahnschranke. Mein Gedanke war: „Am besten rufe ich an und sage Bescheid, dass es später wird.“ Oje, ich hatte keine Telefon-Nummer von meiner Kontaktperson dabei. Da wurde ich doch etwas unruhig und ein gewisser Stresspegel begann sich aufzubauen. Zum Glück merkte ich, was sich da anbahnte und so steuerte ich rasch gegen. *„Hallo, ich habe einen Lachyoga-Auftrag. Das schlechteste was mir jetzt zusätzlich passieren kann ist, dass ich auch noch völlig genervt am Zielort erscheine. Super überzeugend. Lachen entspannt und mindert Stress. Also verhalte dich danach.“* Ich machte eine Lachyoga-Übung nach der anderen. War ja möglich, denn mein Auto stand viel still. Als ich dann endlich ankam, es war gar nicht mal so viel später, hatte ich zumindest noch mein Lächeln im Gesicht. Die Leitung des Heimes hatte schon gar nicht mehr mit mir gerechnet und die Gruppe hatte sich gemütlich mit Kaffee und Keksen niedergelassen. Die ersten mokierten sich, dass sie aber trotzdem pünktlich Schluss haben wollten. Dann kam das nächste Hindernis. Wo war der Beamer? Die Leitung wusste von nichts, obwohl ich eine schriftliche Zusage dafür erhalten hatte. Rasch wurde der Beamer organisiert und als ich ihn an meinem Laptop angeschlossen hatte, meinte mein Gerät, es müsse sich doch erst einmal aktualisieren. Nein, doch nicht jetzt! Okay – Nerven bewahren – lächeln. Ich bin doch Profi-hihi. Stolz sagte ich: *„Für solche Fälle habe ich meinen Stick dabei. Haben Sie noch ein anderes Notebook?“* Die Heimleiterin holte daraufhin ihr Notebook aus dem Büro. Als sie es mit dem Beamer verbunden hatte, meldete der das Notebook nicht zu kennen. Hallo? Die haben schon oft zusammengearbeitet – der Beamer und das Notebook. Wo ist das Kissen zum Reinbeißen? Hahaha – keep smiling und die Welt lacht mit dir.

Ich schaute in lauter angesäuerte, wartende Gesichter, denen es das wichtigste war, trotz und alledem pünktlich nach Hause gehen zu können. Mein Gehirn rotierte mit der Frage, was ich von meinem Programm streichen konnte, parallel checkte ich, wie nun am geschicktesten vorzugehen sei. Ich entschied mich dafür, zu meinem gekürzten Vortrag theatralisch die Bilder zu beschreiben, die ich sonst dazu gezeigt hätte. Es klappte ganz gut. Und dann – kurz vor Ende der Veranstaltung – erklärte die Leiterin trocken: *„Ihr Notebook hat sich nun aktualisiert.“* Ein Gefühl von: da dreht mir gerade jemand eine lange Nase und lacht sich ins Fäustchen, beschlich mich. Das war in dem Moment so komisch, dass ich herzhaft lachen musste und ich sagte: *„Wissen sie was. Jetzt machen wir es wie früher. Ich lasse die Bilder nochmal als kleine Diashow laufen.“* Gesagt getan. Die Bilder-Show begann, mit kurzen Anmerkungen und ich konnte halbwegs zufrieden abschließen.

Beide Geschichten habe ich so erlebt. Live und in Farbe. Ich bin so froh, dass ich jeweils in schallendes Gelächter ausbrechen konnte. Wenn es zu dick kommt, dann kannst du es am besten lachend loslassen. *„Wenn ich mich ärgere, sind die Dinge so wie sie sind. Wenn ich lache, sind die Dinge so wie sie sind. Dann lache ich doch lieber.“*

Eine hohe Kunst, wenn das gelingt. Daran arbeite ich. So kreierte ich die Bezeichnung: *Gelassenheitsübung für Fortgeschrittene.* Der Alltag – er bietet dir diese Übungen. Ich möchte dich ermuntern: Nimm die Herausforderungen an und transformiere sie in eine Form mit der du umgehen kannst. Dabei hilft Humor, dein Freund und Helfer. Ich denke, der Humor ist ein flexibles Kerlchen. Es greift komplizierte Situationen auf und wandelt sie liebevoll um. Möge die Übung gelingen!

Munter – Fröhlich – Froh

Wirkung	Selbstbewusstsein stärken Stimmungsaufhellung
Ausführung	▪ Strecke deine Arme nach vorn, in Schulterhöhe ▪ Dabei ausrufen: *„Ich bin munter!“* ▪ Arme seitlich ausstrecken: *„Ich bin fröhlich!“* ▪ Arme zum Himmel hochwerfen und hochhüpfen: *„Ich bin froh!“*

Spaßvogel

Wirkung	Stimmungsaufhellung Starthilfe zum Lachen
Ausführung	▪ Deine Schultern kreisen, von vorne nach hinten:gleichzeitig, dann nacheinander ▪ Deine Hände auf die Schultern legen und mit den Ellenbogen kreisen, von vorne nach hinten: erst gleichzeitig ▪ Dann nacheinander: deine Ellenbogen dabei seitlich weit hochführen, um deine Flanken zu dehnen ▪ Beide Ellenbogen seitlich an deine Rippen legen - seitlich hoch und runterführen

Ausführung	▪ Auf wundersame Art und Weise werden deine Arme kleine Flügelchen und du verwandelst dich in einen Spaßvogel ▪ Kichernd, piepsend und lachend durch den Raum fliegen und mit den Armen bzw. Flügeln flattern

Lachen als Ausdruck von Freude

In der Freude erfährt die Heiterkeit ihre höchste Steigerung. Freude entspricht einer spontanen Reaktion auf alles, was uns erfreut oder entzückt: Das kann eine bestimmte Situation im Leben sein, aber auch eine Person oder nur eine Erinnerung daran. Freude kann sich in der Bandbreite zwischen einem verhaltenen Lächeln und einem unbändigen Lachen äußern.

Mit dem Begriff Freude ist all das gemeint, was einer weltzugewandten Hochstimmung entspricht. Daher sagen wir in diesem Zusammenhang auch: *„Ich könnte die ganze Welt umarmen!"* Freude hat eine ähnliche Bedeutung wie Glück, Vergnügen und Lust (woraus das Wort „lustig" abgeleitet ist). Freude entsteht unkontrolliert, aus einer Lebenssituation heraus, in der wir uns sicher und aufgehoben fühlen. Und in der unser Selbstgefühl keine Einschränkung erfährt.

Freude ist – als Ausdruck von heiterer Begeisterung – eine gehobene Emotion. Sie ist ein untrüglicher Hinweis dafür, dass eine aktuelle zwischenmenschliche Beziehung für uns interessant ist bzw. uns „Spaß macht" und daher weitergeführt werden will. Freude erhöht die Fähigkeit des Menschen, das Leben zu genießen und zu schätzen. Unter dieser Voraussetzung wird die belebte und unbelebte Welt aus einer vorbehaltlos heiteren Perspektive wahrgenommen. Dabei ist der Blick ausschließlich auf die positiven Seiten der Welt ausgerichtet.

Spielfreude

Freude lässt uns buchstäblich aus uns herausgehen: Wir verspüren den spontanen Drang, uns anderen Menschen zu öffnen, um mit ihnen zusammen unser Hochgefühl zu teilen und das Leben voller Vergnügen und „wie im Spiel" auszukosten. Freude ist daher nichts anderes als Spielfreude, Ausdruck einer kreativen Freiheit, die reine „Kür" ist.

Das Spiel, insbesondere das fantasievolle Spiel des Kindes, hat einen offenen Horizont, der zu einem erfindungsreichen Handeln geradezu einlädt. Doch das betrifft nicht allein unsere geistigen und sozialen Kompetenzen. Auch unsere körperlichen Fähigkeiten werden im Spiel entscheidend gefördert. Das zeigt sich schon in den Kampf- und Tobespielen der Kindheit: Die Voraussetzungen dafür bleiben uns – als offensive Ressourcen – auch in späteren Phasen unseres Lebens erhalten, nachdem die anregenden Auslöser der ursprünglichen Spielfreude schon längst in Vergessenheit geraten sind.

Das Erleben einer befreiten Erleichterung im Lachen ist nichts anderes als eine unverkennbare Äußerung von kindlicher Spielfreude. Ausdruck einer ausgelassenen Heiterkeit, die uns bereits in den Tagen unserer Kindheit in eine Ferienstimmung versetzte und uns den tristen Alltag vergessen ließ. Daher bezeichnet J. C. Gregory (1924, 205) das Lachen als ein „kurzzeitiges Ferienerlebnis". Die dadurch ausgelöste fröhliche Entspannung löst eine richtige Partylaune aus!

Machen wir es den Kindern nach

Anna ist mächtig stolz auf ihre Oma.
Sie sagt: „Oma ist so dick,
weil sie so voller Liebe steckt."

Madan Kataria, der Erfinder des Lachyoga, vermittelt immer wieder, wie wichtig die kindliche Verspieltheit ist. Er sagt, je länger er sich mit der Philosophie von Lachyoga beschäftige, desto mehr würde ihm klar, wie notwendig diese spielerische Fähigkeit sei. Die

Kostbarkeit der Verspieltheit wird oft unterbewertet, ja geradezu abgetan. Erwachsen sein wird gleichgestellt mit der Verpflichtung, ernst sein zu müssen: Diese wird in unserem Werteverständnis viel höher eingestuft als die Fähigkeit und Bereitschaft, einer heiteren Kindlichkeit zu frönen. Deshalb bekommen wir häufig Kommentare wie diesen zu hören: *„Sei nicht so albern. Du bist ja kindisch!"* So ist es kein Wunder, dass die kindliche Verspieltheit bei den meisten Erwachsenen leider verkümmert ist.

Problem klein lachen

Wirkung	Stressreduktion Perspektivenwechsel Gedankenkarussell abstellen
Ausführung	▪ Halte deine Arme gebeugt vor dem Körper ▪ Beide Handflächen zeigen zueinander ▪ Deute mit der Distanz deiner Hände die Größe deines Problems an ▪ Bei jedem *„Ha!"* kannst du deine Hände mehr zusammenführen und das Problem zusammendrücken *„Ha!" – Ha!"* usw. ▪ Das Problem wehrt sich – es ist ein heiteres Ringen – du gewinnst ▪ Das Problem ist klein geworden zwischen deinen Händen ▪ Nun kannst du es völlig zerreiben ▪ Und dann: Klatsche in deine Hände und sag *„Wusch!"* ▪ Dein Problem kannst du über deine Schulter nach hinten werfen. *„Und weg!"* ▪ *„Wusch! Und weg!"* mehrmals freudig mit der entsprechenden Bewegung wiederholen ▪ Dabei heiter und erleichtert vorwärts gehen
Variante	▪ In deine Hände klatschen: *„Wusch!"*

Variante	▪ Mit deiner rechten Hand auf deinen linken Oberarm titschen – der Arm beugt sich und deine linke Hand wirft dein Problem nach hinten über die Schulter – *„Hahaha"* ▪ Mit der anderen Seite wiederholen

Achte auf deine Herzregion, die möchte nichts anderes, als Freude erleben! Und höre auch auf deinen Bauch, dein zweites Gehirn, welches dir zu intuitiven Entscheidungen verhilft. Nutze alle drei Zentren, so gelangst du in Balance.

Um die notwendige Flexibilität dafür zu haben, hilft das Spiel. Im Spiel wird heiteres Umdenken gefördert, und über Pannen wird gelacht. Auch das Verlieren können lässt sich dabei üben. Sich wohltuend im Spiel zu verlieren ist heilsam, denn dann darf das Gedankenkarussell still stehen. Die Probleme haben Pause und das macht einen anschließenden Perspektivenwechsel möglich. Neues Denken kann entstehen, so dass sich andere Wege der Problemlösung auftun. Steckst du in endlosen Gedankenschleifen fest, dann atme tief durch – und dann mache ein paar Lachyoga-Übungen, denn sie versorgen dich gut mit Sauerstoff und befreien deinen Kopf. Du kannst auch einen Spiele-Abend organisieren.

Lachkollegen haben das Spiel *Lach dich frei!* entwickelt, ein heiteres Gesellschaftsspiel mit Lachyoga-Übungen. Den Kopf bekommen wir auch beim Tennis-Spielen frei. Oder beim Fußball-Spielen und anderen Sportarten. Im Lachclub fördern wir gerade diesen spielerischen Anteil, denn er verhilft uns dazu, den Mut zu finden, alte Muster des Denkens und Handelns zu verlassen und spielerisch Neues zu wagen. Das ist ein sehr wichtiger Aspekt für unsere Weiterentwicklung und zum Auffinden unserer eigenen Authentizität. Selbstbestimmte Spielregeln können dabei entwickelt werden und auf ihre Gesellschaftstauglichkeit abgestimmt werden.

Spielen hilft also, der Ernsthaftigkeit des Lebens ein Schnippchen zu schlagen. Aussteigen – heiter sein – und danach vielleicht in einen anderen Zug einsteigen. Um umsteigen zu können, musst du erst einmal aussteigen. Lachen und Spielen sind eine gute Umsteig-Hilfe. Unterstützen kann dich dabei auch das Anwerfen des Lachmotors.

Lachmotor

Wirkung	Stimmungswandel Inneres Kind erwecken Starthilfe zum Lachen Aktiviert das Qi von Herz und Lunge
Ausführung	▪ Beuge deinen Oberkörper nach vorn, deine Arme gekreuzt hängen lassen ▪ Deine Arme schwungvoll seitlich ausbreiten ▪ Dein Oberkörper richtet sich dabei etwas auf – mit *„Ha!“* begleiten ▪ Drei Mal wiederholen ▪ Beim vierten Mal ganz aufrichten ▪ Deine Arme schwungvoll über die Seite hochführen und vor dem Körper gekreuzt sinken lassen ▪ Dieses Kreisen mehrmals wiederholen ▪ Dabei herzhaft lachen: *„Hahahahahahaha“*

Miesmuschel

Wirkung	Stimmungswandel Inneres Kind wecken Großes Gelächter Gruß, der in den Alltag integriert wird
Ausführung	In der Gruppe ▪ Lege deine Unterarme übereinander - das sind die beiden Schalen der Muschel ▪ Halte die Arme in dieser Kombi vor dein Gesicht ▪ Langsam losgehen – mit der Vorstellung: ▪ Ich bin eine Miesmuschel und dümpel mies-gelaunt vor mich hin – doch wenn ich einer anderen Miesmuschel begegne, freue ich mich sehr

Ausführung	▪ Bei Kontakt: öffne deine Unterarme ganz plötzlich – du kannst mitten in das lachende Gesicht der anderen Miesmuschel schauen – herzlich lachen – Klappe wieder schließen und weiterdümpeln ▪ bis zur nächsten heiteren Begegnung
Anmerkung	**Zu zweit** Diese Übung erfreut sich ganz besonderer Beliebtheit und wird gerne als Begrüßung auch im Alltag integriert

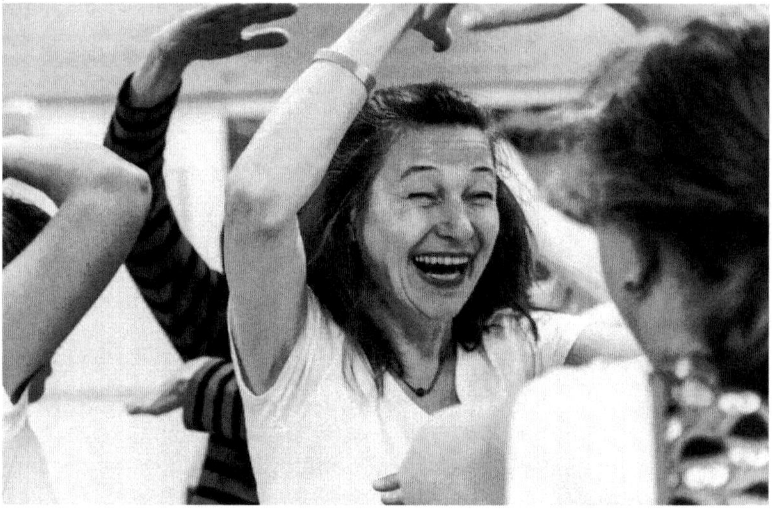

Abb. 3: Miesmuschel-Lachen. Foto: Nadja Jacke

Kinder lernen durch Kopieren und Ausprobieren. Sie lassen sich inspirieren, machen nach, was sie sehen und ihre Fantasie treibt Blüten. So können wir es auch noch als Erwachsene handhaben. Als ich vor ein paar Jahren im Sommer meine Tochter bei einer Freundin abholte, sah ich das erste Mal einen Rasenmäher-Roboter. Die Familie hatte dem Gerät zwei große Kulleraugen aufgeklebt, die durch das Ruckeln lustig hin und her kullerten. Durch diese Personifizierung sah der Rasenmäher wie ein großer Käfer aus und ihn zu beobachten amüsierte mich sehr. Mir kam der Gedanke: *Hej, das Gerät ist ganz schön schlau!* Hindernisse werden locker umfahren und wenn der Akku zur Neige geht, fährt der Roboter selbständig zur Aufladestation. Deinen Akku aufladen, bevor er leer ist? Wie machst du das? Viele Menschen gehen über ihre Grenzen hinaus und handeln verspätet. So kam mir die Idee, daraus eine Lachyoga-Übung zu machen, um uns über unsere eigenen Schwächen amüsieren und Neues üben zu können.

Rasenmäher: laut und leise

Wirkung	Inneres Kind wecken Starthilfe zum Lachen Pure Spielfreude Gefühl für eigene Reserven entwickeln
Ausführung	Rasenmäher laut ▪ Stell dir vor du ziehst drei Mal an einer Startleine: *„Romm– romm – rommm“* ▪ Der Rasenmäher startet und du läufst lachend los und mähst den Rasen Rasenmäher leise ▪ Nun bist du ein Rasen-Mäh-Roboter und als solcher ganz stumm ▪ Mit kleinen Trippelschritten bewegst du dich geräuschlos vorwärts ▪ Kommst du an Gegenständen oder Mitspielern vorbei, drehst du dich sofort in eine andere Richtung ▪ Der Roboter ist schlau, denn wenn sein Akku zur Neige geht, fährt er von selbst in eine Ladestation und lädt sich auf: bleib dafür stehen – spür deine Füße fest am Boden – schüttel dich leicht und spür, wie du dir Energie aus der Erde holst und dich auflädst ▪ Weiter geht's. ▪ Spiel mit diesen Elementen.

Erwachsene vertragen es oft nicht mehr, Karussell oder sogar Achterbahn zu fahren. Gerne erinnern sie sich jedoch an den Spaß und den Nervenkitzel, den sie dabei als Kinder hatten. Ich selbst habe es geliebt, mich von den wildesten Karussells durchschütteln zu lassen.

Nach meiner Schwangerschaft war es damit leider vorbei, da mir rasch schwindelig wurde. Von einigen Frauen weiß ich, dass auch bei ihnen dieses Phänomen aufgetreten ist. Ob die Hormone sich auf unser Gleichgewichtssystem auswirken? Selbst hohes Schaukeln verursacht mir seitdem leichten Schwindel. Aber Lachyoga macht es möglich. Wir fahren weiterhin Achterbahn. Mit viel Freude und *Juchhu* werfen wir uns in die Kurven und erfreuen uns an dem heiteren Looping.

Achterbahn

Wirkung	Inneres Kind wecken Pure Spielfreude Lach-Hemmschwelle wird abgebaut
Ausführung	Alle sitzen im Kreis / Stühle ganz eng beieinander ▪ Die Hände der Nachbar greifen ▪ Alle legen sich gemeinsam nach links – Test ob alle „das gleiche links“ meinen ▪ Alle legen sich gemeinsam nach rechts – Test ob alle „das gleiche rechts“ meinen ▪ Dann gemeinsam nach links, mit *„Hoooooo“* ▪ Alle legen sich gemeinsam nach rechts, mit *„Haaa-aa“* ▪ Trippelschritten auf der Stelle ausführen, mit steigernder Intensität / Motor der Achterbahn: *„Hoooo-ooooo“* ▪ Nach vorne beugen - wieder hochkommen – Arme zusammen hochführen - Beine in die Luft / Wellen der Achterbahn: *„Hahahahaha.“*

Ausführung	▪ Alle machen einen lustigen Ton mit der Zunge: *„LIIIIIIIII.“* / Looping mit der Achterbahn ▪ Weiter geht's. ▪ Mehrmals den gesamten Durchlauf wiederholen

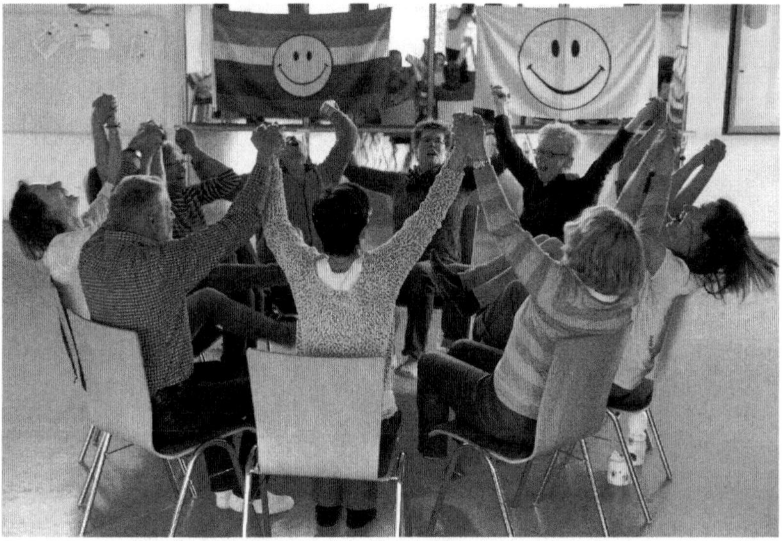

Abb. 4: Achterbahn. Foto: Robin Epkenhans

Mit Fantasie und Spielfreude ist bei Lachyoga fast alles möglich. Sportliche Aktionen, die wir „in echt“ nicht unbedingt machen können? Mit Lachyoga geht auch das. Komm steig ein in unser Ruderboot!

Ruderboot

Wirkung	Inneres Kind wecken Pure Spielfreude Stärkt das Gruppengefühl
Ausführung	Alle sitzen hintereinander im Grätschsitz auf dem Boden ▪ Gemeinsam drei Mal die Arme so bewegen, als würdet ihr rudern: *„Ho - ho - ho!“*

Ausführung	▪ Beim vierten Mal lachend mit dem Oberkörper nach hinten fallen, auf den Oberkörper von eurem Partner, der hinter euch sitzt: *„Hahahahaha."* ▪ Ausgiebig lachen und das Vibrieren des Bauches spüren, auf dem du liegst ▪ Wiederholen

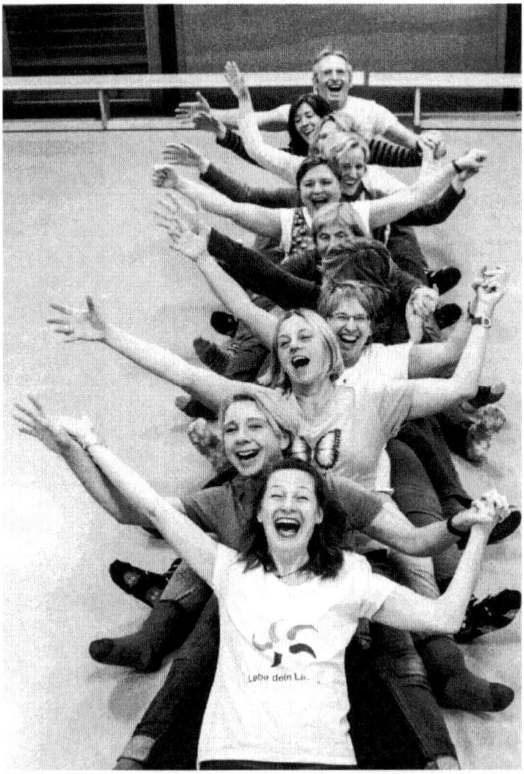

Abb. 5: Ruderboot. Foto: Nadja Jacke

Der Spaß am Stress

Lachen ist ein uraltes Ventil zum Stressabbau – und damit ein wichtiger körperlicher Regelungsmechanismus zur (Wieder-) Herstellung von Wohlbefinden und Lebensfreude. Die Voraussetzung dafür ist, dass dem Menschen etwas gelingt, was an und für sich paradox ist: Spaß am Stress zu entwickeln.

Unter Spaß versteht man so viel wie „lustvolles Vergnügen". Kinder geraten in diese Stimmung gewöhnlich beim Spielen. Aber jedes Kind hat seine eigenen Vorlieben: So spielen introvertierte (weltabgewandte) Kinder (vgl. S. 83) gerne für sich allein oder allenfalls mit einzelnen Gefährten zusammen. Aktivitäten in größeren Gruppen rufen bei ihnen gewöhnlich Spannung und Unwohlsein (= Distress) hervor. Das ist insbesondere dann der Fall, wenn die Spielkameraden ihnen nicht vertraut sind.

Extravertierte (weltzugewandte) Kinder lieben hingegen Tobespiele in der großen Gruppe. Manche von ihnen sind dabei so risikofreudig, dass es ihnen richtig Spaß macht, sich auch in brenzlige Situationen zu begeben. Diesen Kindern bereitet es zum Beispiel ein richtiges Vergnügen, in den Achterbahnen und Mega-Schaukeln eines Vergnügungsparks jene prickelnde „Angstlust" (= Eustress) zu verspüren, die sich schnell in einem frenetischen Lachen löst. Das kann auch der Fall sein, wenn sich ein solches Kind einer Mutprobe unterzieht, vielleicht vom Fünfmeterbrett im Schwimmbad springt, „zum Spaß" an der Haustür von unbekannten Leuten schellt oder auch, wenn es sich – in späteren Jahren – das Drachenfliegen zum Hobby macht.

Die an sich widersprüchliche Neigung, sich gezielt auf Stress auslösende Situationen einzulassen, erklären die Verhaltensforscher so: Als der Mensch in grauer Vorzeit zum Jäger wurde, musste er Mittel und Wege finden, das Handicap seines regressiven Sicherungsinstinkts auszugleichen. Die affenähnlichen Vorfahren des modernen Menschen aßen noch kein Fleisch. Sie ernährten sich vegetarisch und suchten bei Gefahr Schutz auf Bäumen. Doch als ihre Nachfahren in die Weiten der Savanne wanderten, mussten sie lernen, sich offensiv auf gefahrvolle Konfrontationen mit Raubtieren, aber auch mit rivalisierenden Artgenossen einzustellen. Dabei wurde aus der Not eine Tugend gemacht, indem aggressive und regressive Impulse miteinander verschmolzen wurden. Beides diente der

Sicherung des Überlebens. Somit konnte sich das ursprüngliche Fluchtverhalten bei Bedarf zu einem kämpferischen Auftreten wandeln. Eine unerlässliche Voraussetzung dafür war, dass der dabei entstehende Stress in einer positiven Weise verarbeitet werden konnte. Daraus entwickelte sich allmählich jene Neigung zur Angstlust, die sich schließlich in einem „befreienden Lachen" auflöst.

Kitzeln löst widersprüchliche Gefühle aus

Das Gekitzelt werden ist ein Beispiel für den widersprüchlichen Spaß am Stress. Jeder kennt den unkontrollierbaren Effekt auf die Lachmuskeln, der sich ergibt, wenn man gekitzelt wird. Schon kleine Kinder erleben dies als einen Spaßangriff, bei dem sich freundliche Zuwendung mit bedrohlicher Aggressivität vereinigt. Das Kitzelopfer empfindet dabei zunächst unangenehmen Stress, der sich aber bald in einem lustvollen Lachen auflöst. Doch dafür gibt es ein paar Voraussetzungen, wie Arthus Koestler (1966, 76) erläutert:

„Es ist nicht nur notwendig, dass jemand anderes das Kitzeln besorgt, sondern sein Ausdruck und sein Verhalten müssen betont schein-aggressiv sein, was Mütter und Kinderschwestern instinktiv wissen. Schlachtrufe wie ‚Guck-guck' und ‚Kitzi-kitzi' führen ebenso sicher zum Erfolg wie das nachgeahmte Löwengebrüll des Komödianten. Wie bei jedem Angriff spielt auch hier das Überraschungsmoment eine wichtige Rolle; der gewandte Kitzler lässt sein Opfer nie erahnen, wann und wo es zum nächsten Angriff kommt.

Kitzelexperimente bei Kindern unter einem Jahr haben gezeigt, dass diese fünfzehnmal so oft lachen, wenn sie von ihren Müttern statt von Fremden gekitzelt werden. Denn der Scheinangriff bringt das Kind nur dann zum Lachen, wenn es weiß, dass es tatsächlich bloß ‚Schein' ist. Aber das weiß es bei Fremden ja nie. Selbst gegenüber der eigenen Mutter bleibt ein ganz leises Gefühl von Ungewissheit, das abwechselnd mit dem Lachen im Verhalten des Kindes zum Ausdruck kommt. Und eben diese Regung ängstlichen Misstrauens ist es, die im Lachen abreagiert wird. Die Spielregel dabei lautet: ‚Mach mir nur ein klein wenig Angst, damit ich es genieße, keine Angst mehr zu haben!'"

Insgesamt kommt es beim Kitzeln zu einem Zusammenprall von gegenläufigen Impulsen, die entweder auf Nähe oder auf Flucht ausgerichtet sind. Neurologisch gesehen, werden gleichzeitig angenehm wirkende Berührungsrezeptoren und Schmerzrezeptoren aktiviert, so dass Lust und Schmerz gleichzeitig empfunden werden. Daraus ergibt sich ein spannungsgeladener Widerspruch, der sich erst im Lachen reflexhaft wieder abbaut.

Um nicht mit zu vielen Informationen überlastet zu werden, muss unser Gehirn zunächst wichtige von unwichtigen Reizen unterscheiden können und eine Art Prioritätenliste erstellen. Ganz oben auf dieser Liste stehen alle Reize, die potenziell bedrohlich sind – also Berührungen durch Fremdeinwirkung, die unser körperliches und psychisches Wohlbefinden gefährden könnten. Berührungen hingegen, die von der eigenen Hand herrühren, stehen auf dieser Liste ganz unten – dort wo die existenziell nicht bedrohlichen, harmlosen Reize rangieren. Wenn wir uns selber kitzeln, braucht das motorische Reaktionszentrum im Gehirn folgerichtig nicht Alarm zu schlagen. Denn das kognitive Zentrum interpretiert diesen Berührungsreiz als nicht bedrohlich und stuft ihn daher als unwichtig ein. Deshalb spüren wir zum Beispiel die Reibung unserer Kleidung auf der Haut nicht bewusst, jedoch die kleine Stubenfliege, die sich auf unseren Arm setzt, sehr wohl: Dies ist eine uralte Reaktion, die uns vor der Bedrohung durch gefährliche Krabbeltiere wie Spinnen und Skorpione schützen soll.

Wenn wir durch andere Menschen gekitzelt werden, besteht zunächst ebenfalls die Gefahr einer körperlichen Bedrohung. Das ist insbesondere dann der Fall, wenn der Spielpartner empfindliche Stellen am Körper mit vielen Nervenendigungen (Achselhöhlen, Bauch, Fußsohlen, Leistengegend) angreift. Sobald dies aber als harmlose Spielerei erkannt wurde, verliert die anfängliche Bedrohung ihren Schrecken und löst sich in einem entspannenden Lachen ganz auf.

Lachen in der Gemeinschaft

„Es ist toll, jemanden zu kennen,
mit dem man vor lauter Spaß
den Ernst des Lebens
kurzzeitig vergessen kann."

Lachen ist primär eine kollektive Aktion. Lachen entsteht daher am leichtesten in einer Gemeinschaft. Mit Gleichgesinnten einen lustigen Film schauen, macht in der Regel mehr Freude, als dies allein zu tun. Und sich gegenseitig Witze erzählen ist auch ein großer Spaß. In der Gemeinschaft lacht es sich leichter, denn dank unserer Spiegelneuronen stecken wir uns dabei gegenseitig mit Heiterkeit an. Sehen wir ein lachendes Gesicht, gehen unsere Mundwinkel wie von selber hoch. Hören wir heiteres Gelächter, lachen wir spontan mit, auch wenn wir gar nicht den Grund des Lachens kennen. Einfach so, aus Empathie. In einer vertrauten Gruppe fühlen wir uns viel sicherer, als wenn wir allein, umgeben von Fremden, vor uns hin lachen und spüren, wie sofort alle Blicke auf uns gerichtet werden: Das führt unweigerlich dazu, dass wir uns als „irgendwie komisch" empfinden.

Gelotologen (S. 201) konnten ermitteln, dass der Körper beim Lachen Oxytocin produziert, auch bekannt als „Kuschelhormon". Professor Markus Heinrichs, Psychologe und Neurowissenschaftler an der Universität Freiburg, gilt als Vorreiter der Forschung zu den Auswirkungen von Oxytocin auf das Verhalten des Menschen. Er bezeichnet es gerne auch als „Bindungshormon", weil diesem Botenstoff die Eignung zugeschrieben wird, Vertrauen in andere Menschen aufzubauen, die Paarbindung zu stärken, Stress und Angst zu reduzieren und Aggressionen zu dämpfen. All das sind Erklärungen dafür, dass selbst fremde Menschen, die miteinander lachen, schnell miteinander vertraut werden und sich in der Gruppe gut aufgehoben fühlen.

Oft höre ich von Teilnehmern meiner unterschiedlichen Gruppen am Ende des Tages: *„Ihr seid mir alle schon so vertraut."* – *„Sonst lasse ich mich von niemandem anfassen. Aber mit euch geht das. Ich bin selbst ganz verwundert."*

Eine wunderbare Wechselwirkung. Menschen die sich fremd sind, können durch ihr gemeinsames Lachen rasch Vertrauen zueinander aufbauen, damit das Gemeinschaftsgefühl stärken und noch vertrauter miteinander umgehen.

Im Lachclub, wo jedes Mal eine andere Mischung von Teilnehmern zusammen kommt, dauert es nicht lange, bis sich ein munteres Miteinander einstellt. Wichtig dabei ist die Wertschätzung und Achtsamkeit, die sich alle entgegen bringen. Keiner wird ausgelacht. Wir lachen einfach so, weil es Freude macht und gerne auch mal über uns selber. Die gemeinsame Freude, die dabei aufkommt, ist doppelte Freude. Ein weiterer Aspekt, der große Bedeutung hat, ist die gleichzeitige Ausführung der Übungen im Lachyoga (S. 221ff). Dieses synchrone zwischenmenschliche Tun beseitigt Barrieren, die uns für gewöhnlich voneinander trennen, und es lässt stattdessen ein Verbundenheitsgefühl entstehen. Wir baden im gemeinsamen Lachen wie in einem Lach-Pool.

Gut – sehr gut – wunderbar

<table>
<tr><td>Wirkung</td><td>Stärkt Selbstbewusstsein
Fördert Gemeinschaftsgefühl
Stimmungsaufhellung</td></tr>
<tr><td>Ausführung</td><td>Teil 1: Lob für dich selbst
▪ Rechten Daumen hoch – rechten Arm nach vorne strecken und sagen: „Gut!“
▪ Linken Daumen hoch – linken Arm nach vorne strecken und sagen: „Sehr gut!“
▪ Beide Daumen zum Körper führen und unterhalb deiner Schlüsselbeine, als Symbol für dich selbst, antippen und sagen:
„Wun-der-baaaaar!“
▪ Dieses Lob ganz genießerisch aussprechen, wie ein schmelzendes Sahnebonbon</td></tr>
</table>

Ausführung	**Teil 2: Lob für alle anderen** ▪ Rechten Daumen hoch - rechten Arm nach vorne strecken und sagen: *„Gut!"* ▪ Linken Daumen hoch - linken Arm nach vorne strecken und sagen: *„Sehr gut!"* ▪ Beide Arme beugen – langsam nach links strecken und deine Daumen symbolisch im Uhrzeigersinn an den Teilnehmern entlang gleiten lassen und lobend-langgezogen sagen: *„Wun-der-baaaaar!"* ▪ Wenn deine Arme rechts angekommen sind – beugen und die Daumen zu den Punkten unterhalb deiner Schlüsselbeine führen ▪ Symbol für: ich bin wieder bei mir angekommen

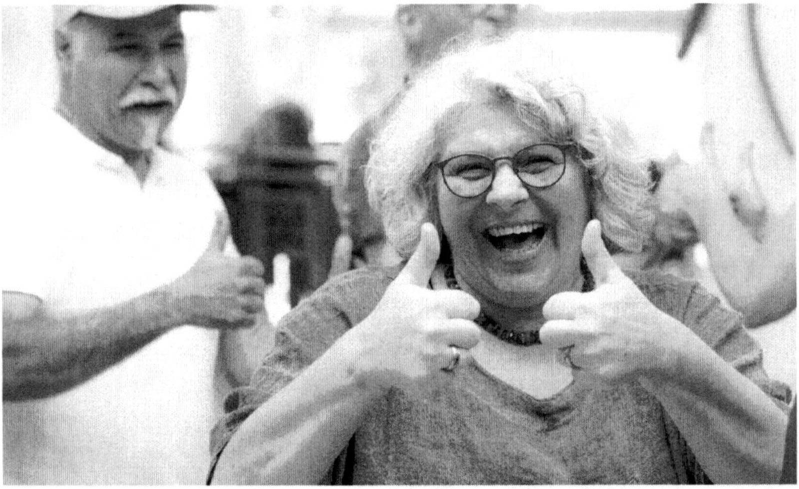

Abb. 6: Sehr gut – sehr gut-yeah! Foto: Egbert Griebeling

Wer alleine lacht – meint es wirklich ernst

„Das Leben ist zu kurz,
um sich kleine Freuden
entgehen zu lassen.“
Silvia Rößler

Lachen ist, wie bereits beschrieben, eher ein Gesellschaftsphänomen. Wie kann ich mich aber selber zum Lachen bringen? Mir selbst einen Witz erzählen? Geht das denn? Ja, das geht. Ich zum Beispiel kann in meinen Witze-Büchern blättern und mich immer wieder über Witze amüsieren, die ich als besonders lustig markiert habe.

Es macht auch Freude, sich darin zu üben, diese Witze weiterzuerzählen. Wichtig ist, sich genau den Aufbau des Witzes anzuschauen, damit die Pointierung gut gelingt. Wer sich darin zu üben beginnt, wird sich schon beim Einstudieren darauf freuen, gerade diesen einen Witz anderen zu erzählen. Und beim tatsächlichen Erzählen mutiert diese Vorfreude in eine direkte Freude. Bei ganz erfahrenen Witzerzählern kann das dann so aussehen:

- Vier befreundete Juden erzählen sich in einem
  Zug-Abteil Witze. Einer sagt: „300!“
  Alle brechen in großes Gelächter aus.
  Der nächste fährt fort: „462!“
  Wieder ein unbändiges Gelächter!
  Danach ruft ein anderer: „745!“ usw.
  Ein Fremder steigt ein und nimmt Platz.
  Nach einer Weile sagt er: „591.“
  Keiner lacht. Er ist irritiert.
  Einer der Juden sagt: „Tja – Witze muss man
  schon erzählen können.“

Alleine lachen zu wollen bedarf einer bestimmten Lebenshaltung. Sie besagt: Ich möchte Freude und Spaß empfinden, auch wenn ich alleine bin. Lacht jemand in der Öffentlichkeit alleine vor sich hin, muss dieser Mensch damit rechnen schnell als wunderlich bzw.

komisch bewertet zu werden – insbesondere dann, wenn der Anlass dieses Gelächters für die anderen nicht nachvollziehbar ist. Der oder die Betreffende wird folglich irritierte Blicke ernten. Im besten Fall steckt der Lachende aber alle anderen an, so wie bei den YouTube-Filmen *Bodhisattwa in Metro und Happiness starts with a smile:* Hier bringt jeweils ein Mann mit seinem Gekicher und Gelächter alle Fahrgäste in der Metro zum Lachen.

Beim Lachyoga empfehlen wir, schon morgens, direkt nach dem Aufwachen, das Folgende zu tun: ausgiebig räkeln, gähnen, sanft lächeln und dabei eine Vorfreude auf den Tag entwickeln. Lachen hat so viele gesundheitsfördernde Wirkungen, dass es sich lohnt, mit weiteren Lachyoga-Übungen in den Tag zu starten. Im Bad lautet die Devise: *„Lächle dich im Spiegel an und schon lachst du zu zweit!“* Begegne dabei deinem heiteren Selbst. Nicke dir selbst im Spiegel zu und wünsche dir freundlich einen schönen Tag, nach dem Motto: *„Das ist ein guter Tag für einen guten Tag!“* Mit der *Lachcreme* zauberst du dir endgültig ein Lächeln in dein Gesicht. Um dich zwischen Himmel und Erde auszubreiten und dich in deiner aufrechten Haltung zu spüren, kannst du "*Lachen in den Himmel werfen*" (S. 179). Schon sitzt dein Lachen lockerer und du wirst im Laufe des Tages viel spontaner lachen. Nun schenke deiner Atmung deine ganze Aufmerksamkeit: Atme durch die Nase ein, um in jede Zelle deines Körpers lächelndes Licht zu schicken. Danach atme über den Mund langsam aus. Wiederhole das ein paar Mal. Als Abschluss lade ich dich noch zu dem *Kleinen Sonnengruß* ein. Er ist eine wunderbare Einstimmung auf deinen Tag.

Kleiner Sonnengruß

Wirkung	Fördert positive Lebenshaltung Vertieft die Atmung Stabilisiert deine Mitte
Ausführung	▪ Stand: Namaste-Haltung ▪ Die Arme nach oben strecken und etwas öffnen: *„Aus meiner Mitte kommend begrüße ich die Sonne.“*

Ausführung	▪ Arme gestreckt seitlich absenken, bis Schulterhöhe: *„Und öffne mich für den Tag."* ▪ Rechte Hand zur linken Hand führen – über den linken Arm streichen – über den Brustkorb und in Verlängerung nach recht ausbreiten: *„Ich nehme an, was von links kommt."* ▪ Linke Hand zur rechten Hand führen – über den rechten Arm streichen – über den Brustkorb und in Verlängerung nach links ausbreiten: *„Ich nehme an, was von rechts kommt."* ▪ Namaste-Haltung: *„Und kehre in meine Mitte zurück."* ▪ Oberkörper zum Boden neigen, Hände zum Boden führen: *„Ich verneige mich vor der Erde. Schöpfe das Qi der Erde."* ▪ Aufrichten – Arme zum Himmel strecken: *„Verbinde es mit dem Qi des Himmels."* ▪ Namaste-Haltung: *„Und kehre in meine Mitte zurück."*
Anmerkung	Diese Übung kannst du dir auf meinem YouTube Kanal anschauen: Lachyoga Silvia Rößler

Lachcreme

Wirkung	Hilft beim Stimmungswandel Sensibilisiert die Wahrnehmung für die Höhe der Mundwinkel Aktiviert den Muskel der Freude Erinnert bei jeglicher Art von Creme an Lachcreme.
Ausführung	▪ Du hast eine kleine Dose mit einer ganz besonderen Creme: der Lachcreme ▪ Mit dieser Creme kannst du dir deine Mundwinkel ganz sachte nach oben cremen ▪ Beim Anwenden von Tagescreme, Nachtcreme oder Sonnencreme, sowie beim Rasierschaum und dem After Shave kannst du dich an die Lach-

Ausführung	creme erinnern und die Mundwinkel schön nach oben streichen
Variante	Zusätzlich eine rote Nase dabei aufsetzen
Anmerkung	Diese Übung kannst du dir auf meinem YouTube Kanal anschauen: Lachyoga Silvia Rößler

Was aber nicht geht ist, sich selber zu kitzeln und sich dadurch zum Lachen zu bringen (vgl. S. 52 Forscher haben festgestellt, dass dabei die Komponente der Überraschung fehlt. Wir wissen ja, wann und wo wir uns gleich kitzeln werden.

Das Moment der Überraschung spielt auch beim Witze erzählen eine Rolle. Kennen wird die Pointe bereits, hören wir nicht mehr so neugierig und gespannt zu, weil uns keine Überraschung mehr erwartet. Damit fehlt auch der Wechsel von Angespanntheit in die Entspannung, der sich im Lachen auflöst. Ist ein Witz sehr gut, ist es jedoch durchaus möglich, dass er uns immer wieder zum Lachen bringt – auch wenn wir alleine sind.

Lachen in jede Körperzelle schütteln

Wirkung	Macht heiter und munter Lockert den gesamten Körper Bringt das Qi zum fließen Verbessert das gesamte Körpergefühl Leichtes Bauchmuskeltraining Vertieft die Atmung
Ausführung	Ich mache diese Übung bereits morgens an der Bettkante – nach dem Meditieren zum Munter werden ▪ Beine, Füße und Arme, Hände gleichzeitig kichernd schütteln ▪ Das Schütteln geht weiter durch den gesamten Rumpf

Ausführung	▪ Bauch, Rücken, Nacken - alles schwingt heiter mit ▪ Der gesamte Körper entspannt sich ▪ Dabei: *„Hahahahahahaaaa“* – so oft wie es auf das Ausatmen passt ▪ Einatmen: Arme nach oben nehmen - tief einatmen und weiter geht es mit dem Schütteln
Vorstellung	▪ Bei jedem Schütteln lösen sich Verspannungen und Blockaden ▪ Wir machen damit Wege frei, so das Kichern und Lachen in jede unserer Körperzelle gelangen kann
Variation	Im Stand Beachte: Hier die Beine nacheinander schütteln – *„Hahaha“*

Wenn wir in der Lage sind, alleine zu lachen, können wir uns über viel mehr Dinge freuen. So dachte ich zum Beispiel eines Tages, mein Reisepass wäre abgelaufen, weshalb ich einen Termin bei der Bürgerberatung ausmachte. Zum Glück folgte ich einem Impuls, neben meinem Personalausweis auch den alten Reisepass mit ins Rathaus zu nehmen. Ganz nebenbei schaute ich dann in den Pass hinein – eigentlich nur aus Neugierde, weil ich sehen wollte, wie mein Foto aussah. Dabei bekam ich große staunende Augen, denn mein Pass war noch gültig. Jubel stieg in mir hoch, denn ich hatte Zeit gewonnen und Geld gespart. Welch‘ eine Freude! Ich hätte das alles einfach als Tatsache abtun und zurück zur Tagesordnung gehen können. Aber nein. Ich genoss meine Erleichterung und Freude und lief jubelnd durch die Wohnung, ganz nach der Devise: *Lade die Freude in dein Leben ein!*

Ja!

Wirkung	Stabilisiert gute Grundstimmung Fördert positive Lebenseinstellung Vertieft Atmung
Ausführung	▪ Trommle mit leichten Fäusten reziprok auf deinem Brustbein ▪ Dabei tönen *„Aaaaaaaaaaaaaaa"* ▪ Deine Arme nach oben strecken – dabei einatmen – Hände öffnen ▪ Beide Ellenbogen direkt runterziehen – gleichzeitig deine Hände kräftig fausten und dein rechtes Knie hochziehen ▪ Dabei ganz entschieden und freudig sagen *„Ja!"* / entspricht intensivem Ausatmen ▪ Wiederhole den Ablauf nun mit dem linken Knie

Lachen als Ausdruck von Befreiung

Schon Charles Darwin (1872) machte auf positive Auswirkungen des Lachens aufmerksam, die uns von manchen Problemen befreien. So trägt ein ausgiebiges Lachen zur Selbstregulation des Organismus bei, indem es zum Beispiel hilft, den Blutdruck zu stabilisieren, den Kreislauf anzuregen und die Muskulatur zu lockern. Nicht zuletzt kann uns ein echtes Lachen auch dazu verhelfen, uns effektiv von leib-seelischen Spannungen zu befreien. J. C. Gregory (1924, 40) erläuterte dies so:

„Eine Befreiung von Spannungen wird dem physischen Akt des Lachens und seinen physiologischen Begleiterscheinungen zugeschrieben. Das Phänomen der Befreiung erklärt zwar nicht das ganze Lachen, es stellt aber seine Wurzel und seinen Entwurf dar. Die Erkenntnis, dass das Lachen zu einer abrupten Spannungslösung führt, steht am Anfang der Lachforschung."

Diese Sichtweise griff auch Sigmund Freud (1982a, 118) auf. Er sah das Lachen als einen biologisch notwendigen Entlastungsprozess an, der deshalb gesund ist, weil uns die reale Umwelt ständig mit harten Herausforderungen konfrontiert. Dadurch wird die Dynamik des ursprünglichen Lustprinzips blockiert und das Leben erscheint als eine einzige Mühsal. Für Alfred Adler war das Streben nach Überwindung solcher Hemmnisse ein wichtiges Kennzeichen des psychisch gesunden Menschen (vgl. Ansbacher & Ansbacher 1982, 4. Kap.). Immer dann, wenn diese Neigung von Erfolg gekrönt ist, kommt es zu einer Entlastungsreaktion, die sich in einem befreiten Lachen äußert.

J. C. Gregory (1924, 23) berichtet von Eingeborenen in Westafrika, die Zeugen einer Sonnenfinsternis wurden. Darauf flohen sie zitternd vor Angst zu ihren Hütten. Als alles vorbei war, lachten sie herzlich über ihre eigenen Ängste. Ähnlich erging es einer Frau, die sich in der Maschine einer Fabrik verfangen hatte und danach nur knapp einer Verstümmelung oder sogar dem Tod entging: Sie warf sich hemmungslos lachend über einen Tisch, nachdem die Gefahr gebannt war.

Ein befreites Lachen signalisiert also die glückliche Bewältigung einer bedrohlichen Situation. Dies bestätigt Konrad Lorenz (1963), der darauf hinweist, dass immer dann gelacht wird, nachdem eine äußere Gefahr erfolgreich überwunden wurde. Zum Beispiel überschütten sich Soldaten nach Beendigung gefährlicher Kampfhandlungen geradezu mit Witzen und Scherzen, was in ein allgemeines Gelächter mündet (Radcliffe-Brown 1952). Sigmund Freud (1982b, 282) führte dies auf die relativierenden Erkenntnis zurück, die besagt: *„Sieh' her, das ist nun die Welt, die so gefährlich aussieht. Ein Kinderspiel, gerade gut, einen Scherz darüber zu machen!"*

Wir lachen also befreit, sobald sich eine Bedrohung in Wohlgefallen aufgelöst hat. Das war bereits in prähistorischen Zeiten der Fall. Damals konnte das Zusammentreffen mit Fremden grundsätzlich eine Bedrohung sein und dementsprechend großen Stress verursachen. Nachdem sich aber herausgestellt hatte, dass der Fremde ganz harmlos war, kam es regelmäßig zu einem entlastenden Lachen. Dieser Impuls bestimmt in vielen Alltagssituationen auch das Verhalten des Gegenwartsmenschen. Das kann selbst dann der Fall, wenn wir auf Menschen treffen, die wir bereits kennen und die uns bislang freundlich gesinnt waren. Dennoch wissen wir nicht, wie sie in diesem Augenblick „drauf sind". Folglich kann sich zunächst eine soziale Unsicherheit aufbauen, die zu körperlicher Spannung führt: Dieser Stress löst sich aber gewöhnlich in einem befreienden kommunikativen Lächeln bzw. Lachen (vgl. S. 57) schnell auf, sobald wir merken, dass uns dieser Mensch nach wie vor nicht übel gesinnt ist.

Die Lachepidemie

Als ich noch zur Schule ging, verstarb die Mutter eines Mitschülers, was allgemein große Trauer auslöste. So war es ganz selbstverständlich, dass sich die gesamte Schulklasse zur Beerdigung einfand. Der Priester hatte gerade vor dem offenen Grab mit seiner Ansprache begonnen und die zahlreichen Trauergäste hörten ihm mit gesenkten Häuptern zu. Wir Schüler fühlten uns an diesem heißen Sommertag ermattet und niedergeschlagen, doch wir wollten an der würdevollen Feierlichkeit des Ereignisses partizipieren. Ganz unvermittelt wurde diese gramerfüllte Situation durch etwas durchkreuzt, das völlig unangebracht war – das mühsam unterdrückte Lachen eines unserer Klassenkameraden! Schon bald war der Funke auf die anderen übergesprungen, so dass sich daraus ein allgemeines Gelächter entwickelte, das einen völlig hemmungslosen Eindruck erwecken musste. Dadurch wurden weitere Umstehende angesteckt, woraus sich eine regelrechte Kettenreaktion entwickelte. Schließlich lachten fast alle meiner Klassenkameraden. Erschwerend kam noch hinzu, dass es praktisch unmöglich war, sich aus dieser prekären Situation zu entfernen, weil die vielen Trauergäste, die hinter uns standen, eine geschlossene Barriere gebildet hatten.

Das, was sich damals ereignet hatte, war nichts anderes als eine Lachepidemie. Das bekannteste Beispiel dafür ereignete sich 1962 im ostafrikanischen Tanganjika. Es begann als Gekicher zwischen zwei Mädchen in einem Internat im Dorf Kashasha. Dies artete bald zu einem hysterischen Lachen aus, das sich wie ein Lauffeuer in der ganzen Schule um sich griff und die meisten Schüler infizierte. Schließlich musste der gesamte Schulbetrieb eingestellt werden. Doch es ging weiter: In kurzer Zeit waren 14 Schulen mehr als 1.000 Schülern angesteckt, die monatelang aus dem Lachen nicht mehr hinauskamen.

Der Lachforscher Christian F. Hempelmann (2007) sieht einen gemeinsamen Stressfaktor als die Ursache dieses Massenphänomens an. Betroffen sind also Menschen, die sich dem normativen Druck sozialen Lebens insgesamt machtlos gegenübersehen. Das als unkontrollierbarer Impuls aufschießende Lachen hebt diese Machtlosigkeit schlagartig auf –gerade auch deshalb, weil es den normativen Erwartungen der Gesellschaft durchkreuzt. Und genau das lässt eine eigenmächtige Kraft zutage treten, die im „normalen Alltagsleben" unpassend und folglich unerwünscht ist.

Lachen bringt Farbe ins Grau des Lebens

„Nimm den Pinsel in die Hand
und sei dein eigener Lebenskünstler."
Silvia Rößler

Mit Lachen und Humor bringen wir Farbe ins Grau der Realität des Alltagslebens, was laut Sigmund Freud einen „humoristischen Lustgewinn" ermöglicht. Freud erklärt, dass wir mit Hilfe eines Scherzes unser Gegenüber überraschen können und damit die Möglichkeit erhalten, aus einem angespannten Dialog auszusteigen. Die anfängliche Schwere kann sich nunmehr in Heiterkeit und Leichtigkeit auflösen. Ein ganz spezielles Beispiel ist der Galgenhumor. Freud bezeichnete diese Haltung als „Seelengröße". Es handelt sich dabei um nichts anderes als gespielten Humor, denn Heiterkeit, die dabei kommuniziert wird, ist nur vorgetäuscht: Dadurch versucht der betreffende Mensch, eben jene verzweifelte, ausweglose Situation, in der er sich befindet, zu relativieren. Dazu der Lieblingswitz von Sigmund Freud:

- Der Henker führt den Verbrecher zur Hinrichtung.
  Der Verbrecher fragt: „Was ist denn heute für ein Tag?"
  Der Henker antwortet: „Montag."
  Der Verbrecher: „Na, die Woche fängt ja gut an!"

Eine ähnliche Seelengröße wird auch in Roberto Benignis Film *Das Leben ist schön* dokumentiert. Vater Guido versucht im Konzentrationslager, seinem Sohn Giosuè mit liebevollem Phantasiespiel die schreckliche Situation erträglicher zu machen. Mit diesem Humor rettet er seinem Kind das Leben.

Hucke voll lachen

Wirkung	Erleichterung durch Sinn-Verdrehung Inneres Kind erwecken Entspannung
Ausführung	**Zu zweit** Teilnehmer 1 beugt sich etwas vor, sodass sein Rücken gerundet ist Teilnehmer 2 beklopft sanft den Rücken von Teilnehmer 1 beide Lachen dabei Rollentausch

Jammerlappen

Wirkung	Fördert positive Grundhaltung Stimmungsaufhellung Gehirn besser kennenlernen
Ausführung	▪ Stell dir vor, du hast in deinem Gehirn nicht nur einen Vorder- Hinter-und Seitenlappen, sondern auch einen Jammerlappen ▪ Stell dir genau vor, wo der sich befindet ▪ Nun entferne diesen ganz theatralisch ▪ Spiele damit, wie lang, wie groß dieser Lappen ist ▪ Dann schwinge ihn drei Mal über deinem Kopf, wie ein Lasso - ▪ begleitend mit: *„Ha - ha- ha“* ▪ Beim vierten Mal schmeißt du ihn aus dem Fenster, begleitet von befreiendem Gelächter: *„Hahahaha-hahaha“*

Ventil-Lachen

Wirkung	Spannungsausgleich Stimmungsaufhellung
Ausführung	▪ Leg deinen Lachfinger (Zeigefinger) auf deinen Bauch und stell dir vor, du pustest ihn auf, mit *„Ha-ha-ha“* ▪ Dasselbe mit deinem Oberkörper und den Schultern ▪ Ohne Ton deine Wangen aufpusten ▪ Öffne nun überall die Ventile -lachend ausprusten ▪ Schüttle dich dabei lachend aus

Freundchen!

Wirkung	Erleichterung durch Sinn-Verdrehung Stimmungsaufhellung Inneres Kind erwecken Entspannung Stärkt den Rücken
Ausführung	**Zu zweit** Teilnehmer 1 fragt Teilnehmer 2 ganz ernst, mit drohendem Zeigefinger: *„Freundchen! – Willst du eine Abreibung?“* Teilnehmer 2 reagiert wiedersinnig fröhlich und ruft begeistert: *„Ja! - Auf jeden Fall!“* dreht sich rasch um – Rücken zum Partner Teilnehmer 1 verwöhnt nun den Rücken von Teilnehmer 2 mit Massage Aufgabenwechsel

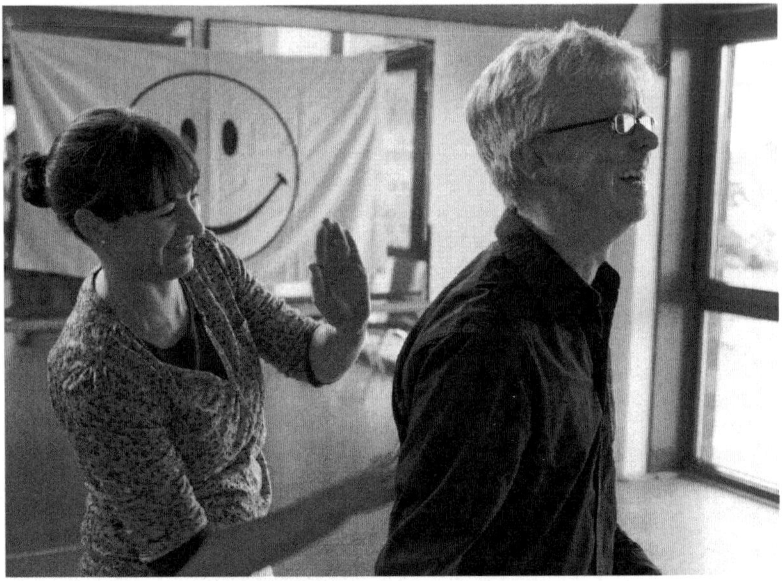

Abb. 7: "Freundchen!" Foto: Robin Epkenhans

Lachen als befreiende Trotzmacht

Viktor Frankl, der das *Experimentum crucis* in drei Konzentrationslagern durchlitt, bezeichnete das Lachen als eine Waffe der Seele im Kampf um Selbstbefreiung. Diese „Waffe“ wirkt wie ein scharfes Messer, das das „lebendige Leben“ (Dostojewski 1964) von den Fesseln der Zeit und den Kausalketten eines strikt rationalen Denkens befreit. Dies gelingt am ehesten, wenn wir uns entscheiden, gerade in Krisensituationen wieder so zu denken und zu handeln, wie wir das als Kinder taten. Dieses – gerade in zeitlicher Hinsicht – verkürzte Denken macht es möglich, sich selbst von einer offensichtlich ausweglosen Situation zu distanzieren, und zwar einfach dadurch, dass deren Auswirkungen einfach nicht zur Kenntnis genommen werden. So kann sich aus der Fokussierung auf die Unmittelbarkeit des Lebens eine Haltung ergeben, die dieses Leben „bedenkenlos“ gutheißt. Unter dieser Voraussetzung vermag der betreffende Mensch buchstäblich bis zum letzten Atemzug im eigentlichen Sinne frei zu sein. Viktor Frankl ist wie kein anderer berufen, in diesem Zusammenhang zu Wort zu kommen, war er doch einer der wenigen, die die Hölle von Auschwitz überlebten. Frankl (1977, 76) schreibt:

„Wie war es doch beispielsweise, als wir von Auschwitz in eines der Dachauer Filiallager nach Bayern fuhren? Man hatte allgemein angenommen bzw. gefürchtet, der Transport ginge nach Mauthausen[1]*. Immer gespannter wurden wir, als sich der Zug jener Donaubrücke näherte, über die er, laut Angabe mitfahrender Kameraden mit jahrelanger Lagererfahrung, nach Mauthausen rollen musste, sobald er von der Hauptstrecke abgezweigt wäre. Unvorstellbar für den, der so etwas oder etwas Analoges noch nicht selber erlebt hat, war der buchstäbliche Freudentanz, den die Häftlinge im Gefangenenwaggon aufführten, als sie merkten, der Transport gehe – ‚nur' nach Dachau.*

Und wie war es, als wir im Dachauer Filiallager ankamen? Nach einer Fahrt von zwei Tagen und drei Nächten! Und zum Hocken auf dem Boden des kleinen Gefangenenwaggons war nicht für alle Platz; der Großteil musste die lange Reise vielmehr stehend verbringen, und nur wenige konnten, im Turnus abwechselnd, auf dem spärlichen Stroh kauern, das von menschlichem Harn nass war. So waren wir gewiss übermüdet, als wir ankamen. Die erste wichtige Information seitens älterer Lagerinsassen ging jedoch dahin, dass es in diesem verhältnismäßig kleinen Lager keinen ‚Ofen' gab, das heißt: dort gab es kein Krematorium, also auch keine Gaskammern. Und dies bedeutet, dass einer nicht schnurstracks ins Gas gebracht werden konnte, sondern erst, wenn ein sogenannter Krankentransport nach Auschwitz zusammengestellt wurde. Jene Lebensgefahr wenigstens, die aus dieser Richtung drohte, war somit eine weniger unmittelbare. Unsere freudige Überraschung darüber, dass es uns also vergönnt war zu erreichen, was unser Blockältester in Auschwitz uns gewünscht hatte – er empfahl uns, nur ja schleunigst in ein Lager zu kommen, in dem es nicht (wie in Auschwitz) einen ‚Kamin' gab. Diese freudige Überraschung machte uns froh gelaunt. Ja, diese frohe Laune ließ uns lachen und

---

[1] Mauthausen war ein Konzentrationslager der „Kategorie III". Diese Kategorie bedeutete besonders verschärfte Haftbedingungen und eine von vornherein angestrebte Vernichtung durch gnadenlose Arbeitsbedingungen. Das Lager, in das Frankl schließlich deportiert wurde, gehörte indessen „nur" zur Kategorie II.

Späße machen trotz allem, was wir in den nächsten Stunden noch mitmachen mussten: Beim wiederholten Abzählen der mit unserem Transport neu angekommenen Häftlinge fehlte einer. Wir mussten nun so lange im Regen stehen, bis dieser Mann gefunden war. Er wurde schließlich in einer Baracke aufgestöbert, in der er vor Erschöpfung in tiefen Schlaf gesunken war. Daraufhin wurde aus dem langwierigen Zählappell – ein Strafappell: die ganze Nacht, bis in den nächsten Vormittag, mussten wir – nach den Strapazen der geschilderten langen Fahrt! – durchnässt und durchfroren auf dem Appellplatz stehen bleiben. Und trotzdem – wir waren alle nichts als freudigst erregt!"

Die Vision des Lachens

„Wo Lachen ist, existiert Hoffnung."
Jim Savory

Viktor Frankl (2005, 76) beschrieb, wie er im Konzentrationslager bei einem Arztkollegen versuchte, dessen Humor zu aktivieren: *„Ich schlug ihm vor, uns gegenseitig zu verpflichten, täglich mindestens eine lustige Geschichte zu erfinden, und zwar etwas, das sich dereinst, nach der Befreiung und Rückkehr ereignen könnte."*

Diese Überlebensstrategie bezeichnete Viktor Frankl als „Lagerhumor". Ich sehe darin die Kraft der Vision. Anstatt sich dem Schrecken der Realität auszuliefern, nutzte Frankl die stärkende Kraft positiv-besetzter innerer Bilder. Wissenschaftler wissen, dass schon allein Vorstellungen von schönen Begebenheiten die gleichen chemischen Reaktionen im Körper hervorrufen, die sich einstellen, wenn man diese real erlebt. Es handelt sich hier um nichts anderes als das Phänomen der Vorfreude. Stelle ich mir zum Beispiel eine Schwarzwälder Kirschtorte vor, dann läuft mir schon die Spucke im Mund zusammen. Und denke ich an warmen Sand und Meeresrauschen, zaubert mir diese Vorstellung ein Lächeln ins Gesicht. Die Spiegelneuronen spielen hier eine wichtige Rolle. So wie wir beim Blick in den Spiegel direkt unser Spiegelbild sehen, so wirken auch unsere inneren Bilder unmittelbar, ohne Zeitverzögerung.

Visionen machen Hoffnung, denn sie erlauben uns, an etwas zu glauben, was es geben *kann*, auch wenn es im Augenblick noch nicht danach aussieht. Lachen ist ein unverkennbarer Ausdruck dieser Hoffnung. Wir brauchen Hoffnung, um weiter nach vorne schauen zu können. Scholem Alejchem, ein jüdischer Volksdichter, sagte: *„Wenn ein Tier einen tiefen Schmerz fühlt, dann schreit es. Der Mensch – als einziges Lebewesen dieser Erde – hat noch eine zweite Möglichkeit: er kann lachen."*

Fernglas-Lachen

Wirkung	Stärkt Visionen Perspektivenwechsel Stimmungswandel
Ausführung	Du hast ein ganz spezielles Fernglas Schaust du durch dieses Fernglas, kannst du Bilder, vielleicht sogar Filme sehen, die in „der Ferne" Wirklichkeit werden können Wenn du das Fernglas rumdrehst und dann durschaust siehst du all deine Probleme plötzlich in Miniatur - aus der Ferne Mit dieser Distanz erscheint dir manches auf einmal so drollig, dass du darüber lachen kannst

Die psycho-somatische Bedeutung des Lachens

An sich ist das „richtige" Lachen, ganz im Gegensatz zum Lächeln, eine durch und durch urwüchsige Reaktionsweise. Dabei gerät der gesamte Körper in Bewegung: Die Muskulatur wird zunächst angespannt, um sich allmählich immer mehr zu entspannen.

Bei intensivem Lachen wird die Atmung stark angeregt, der Kopf und die Gesichtshaut werden mit Blut geradezu überschwemmt, während die Blutgefäße geweitet und die Tränendrüsen aktiviert werden. Gelotologen (vgl. S. 201) konnten ferner ermitteln, dass die Herztätigkeit bei einem intensiven Lachen so stark angeregt wird, wie dies sonst nur bei einer anstrengenden sportlichen Betätigung der Fall ist. Gleichzeitig werden die Lungen reichlich mit Blut (und damit auch Sauerstoff) versorgt. Die Verdauungsdrüsen werden angeregt und die Immunabwehr wird gefördert. Nicht zuletzt wird das Zwerchfell in Anspruch genommen, und zwar so stark, dass es regelrecht „hüpft“ und dadurch eine Reihe von inneren Organen gleichsam massiert. Das ist nicht selten ausgesprochen schmerzhaft, so dass wir uns „vor Lachen krümmen“ oder uns den Bauch halten müssen! Schließlich konnten Gelotologen auch feststellen, dass es im Gehirn lachender Menschen zur Ausschüttung eines ganz besonderen Hormons kommt: Dabei handelt es sich um das das noch gar nicht so lange bekannte Endorphin, das in seiner Wirkung dem Morphium ähnelt und geeignet ist, Schwermut zu lindern und vor allem Schmerzen abzubauen. Es ist aber beileibe nicht nur der positive Einfluss dieses „Glückshormons“, der schon unsere Vorfahren zu der Erkenntnis gelangen ließ, dass Lachen gesund ist. Nachweislich kommt es nach einem ausgiebigen Lachen nicht zuletzt zu einem ganz bemerkenswerten Zustand der Entspannung: Der Blutdruck sinkt allmählich unter seinen üblichen Normalwert, das Herz schlägt ebenfalls für eine Weile weniger schnell, als dies der üblichen Norm entspricht. Schließlich wird die gesamte Körpermuskulatur weitgehend entspannt: Das ist der Grund, weshalb sich ein Mensch nach einem „Lachanfall“ so wohlig müde und entspannt fühlt. Sein Körper hat nämlich eine Leibesübung hinter sich gebracht, wie sie sonst nur im Sport oder bei harter körperlicher Arbeit möglich wäre.

Paul McGhee (1991, 35) vergleicht das Lachen in diesem Zusammenhang mit verschiedenen Entspannungstechniken (einschließlich Meditationsübungen), die insgesamt auf eine Stressreduzierung abzielen. Er schreibt:

„In jedem meiner Seminare oder Workshops über Humor rege ich eine Lachübung an. Es handelt sich um nichts anderes, als ein langanhaltendes Gelächter, das so richtig aus dem Bauch herauskommen muss. Unmittelbar danach frage ich die Leute, wie sie sich fühlen. In den meisten Fällen fühlen sie sich entspannter. Wenn wir richtig fest lachen, spannen sich unsere Bauchmuskeln an wie eine Trommel. Einige unserer Gesichtsmuskeln ziehen sich zusammen. Aber jene Ske-

lettmuskeln, die beim Lachen nicht unmittelbar beansprucht werden, beginnen sich zunehmend zu entspannen.“

McGhee (1996, 4) ist sich sicher, dass Lachen eine ebenso wirksame Muskelentspannung bewirkt wie ein umfassendes Biofeedback-Training.

Der Tod und das Lachen

> ***„Bestimmt habt ihr jetzt Spaß dort oben,***
> ***könnt herrlich mit den Engeln toben,***
> ***vielleicht macht auch Maria mit,***
> ***mit einem Tanzmariechenschritt!“***
>
> **Rainer Pause**

„Man kann alles überleben, außer dem Tod“, stellte der irische Schriftsteller Oscar Wilde fest. Der Tod ist nicht lustig und doch lacht man sich manchmal halb tot. Was ist wenn man sich zweimal halb totgelacht hat? Klaus Klages, ein deutscher Werbetexter, meint: *„Lachen macht uns lebendiger, sogar das totlachen.“* Die Verbindung von Tod und Lachen beinhaltet die komplette Auflösung der Geschehnisse. Die Gedanken stehen still, der Lachende nimmt sein Umfeld nicht mehr wahr, die Kontrolle schwindet und es entbindet sich ein einziges großes Gelächter. Die Bauchmuskeln beginnen zu schmerzen, die Luft wird knapp. All das vermittelt das Gefühl, sich „tot zu lachen“. Nach der anschließenden Erschöpfung stellt sich das erfrischende Gefühl ein, neugeboren zu sein. Sich im Lachen verlieren und neu wiederfinden. Wie der Phönix aus der Asche.

Darf man dem Tod mit Humor und Witz begegnen? Ich sage *„Ja“*. Sicherlich nicht immer und überall, aber grundsätzlich gilt die Frage: *„Warum nicht?“* Der Volksmund sagt: *„Jeder stirbt so, wie er gelebt hat.“* Ich denke: *„Jeder sollte durchaus auch beerdigt werden, wie er gelebt hat.“* Der humorige irische Armee-Veteran Shay Bradley aus Dublin hat genau danach gehandelt und für seine Hinterbliebenen eine fröhliche Überraschung arrangiert. Er war schwer erkrankt und nahm zu Lebzeiten eine Audio-Aufnahme auf, die direkt abgespielt wurde, nachdem sich sein Sarg ins Grab zu senken begann. Shay Bradley, ein heiterer Geselle, wollte nicht, dass an seinem Grab geweint wird. Nun schaffte er es, selbst aus dem Sarg heraus, die Trauernden zu überraschen. Er brachte bei seiner eigenen Beerdigung ein letztes Mal alle zum Lachen (15.10.2019, zu sehen bei YouTube).

Und hier die Audio-Aufnahme: *„Hallo? Hallo? Lasst mich raus!* (mit wiederholtem Klopfen am Sarg) *Wo zur Hölle bin ich? – Hallo? Hallo? Lasst mich hier raus. Es ist verdammt dunkel hier drin!* (mit wiederholtem Klopfen am Sarg) *– Höre ich da den Pfarrer sprechen? – Hier ist Shay. Ich bin hier in der Box. – Hier direkt vor euch. Ich bin tot. –* (Singt:) *„Hello again. Hello. – Ich habe nur nochmal durchgerufen, um auf Wiedersehen zu sagen. – Good bye. – Hello again.“*

Tod und Sterben machen uns in der Regel Angst. Mit Witz und Humor können wir Abstand gewinnen und die Angst und den Schrecken reduzieren. Beim Umgang mit Leid und Verlust kann tiefschwarzer Humor hilfreich sein. So hatte sich ein krebskranker Patient als Handy-Ton *Spiel mir das Lied vom Tod* eingestellt. Immer, wenn er angerufen wurde, sah er sich heiter um und beobachtete amüsiert, wie die Anwesenden auf diese Melodie reagierten. Es heißt, je makabrer man den Tod schildert, desto erträglicher wird er. Diese neue Sichtweise macht es möglich, dass sich andere Bilder hilfreich in unseren Köpfen und andere Gefühlsmuster in unserem Körper manifestieren. Dazu ein Witz:

- Eine Witwe kommt zum Juwelier und fragt: „Mein Mann hat mir 3000 Euro für einen Gedenkstein hinterlassen. Können Sie mir etwas in der Preisklasse zeigen?“

Gar nicht so abwegig, wenn man bedenkt, dass es inzwischen das Angebot gibt, aus einem Teil der Asche eines verstorbenen Menschen einen Erinnerungsdiamanten herzustellen. Diesen *Diamanten der Liebe*, kann dann der Hinterbliebene dann als Anhänger um den Hals tragen. Eine weitere Möglichkeit ist, sich einen Kettenanhänger mit dem Fingerabdruck des Verstorbenen anfertigen zu lassen.

Wenn wir wollen, können wir den Tod also durch die Humorbrille betrachten und ihm damit anders begegnen. Das Buch *Wer bis zuletzt lacht, lacht am besten*, nimmt das Sterben und den Tod gekonnt auf die Schippe.

Der Autor und Dipl.-Theologe Heinz Hirse, der den christlichen Glauben mehr als Froh-Botschaft denn als Droh-Botschaft sieht, ist in der Hospizbewegung aktiv. Zusammen mit dem Journalisten und Karikaturisten Karl-Horst Möhl betrachtet er kurz und heiter Situationen vom Sterben und dem Tod. Karl-Horst Möhl hat, im Angesicht seines eigenen Todes, seinen Sarg selber gestaltet und zusammen mit Heinz Hirse interessante Blickwinkel aufgetan. Zum Beispiel steht der Tod wie ein Vertreter vor der Tür und die Frau des Hauses sagt: *„Nein Danke, wir sterben nicht!"* Und statt dem Hochzeitsauto hat hier der Wagen des Bestatters Blechdosen an der Stoßstange, mit der Aufschrift *„Just died!"*

Stephan Franke, Krefelder Kabarettist, hat sich dem fröhlichen Trauerkabarett verschrieben. Er sagt: *„Ich habe mit diesen Thematiken eine Nische im Kabarett besetzt und auch ein letztes Tabu gebrochen."* Sein Programm umfasst die Themen *Nur über deine Leiche – Lebensberatung für Scheintote* und *Schöner Sterben – Kabarett zum Totlachen.* Dabei geht es immer um den Umgang mit dem Tod, dem Sterben, dem Leben im Jenseits, aber auch Fragen von Erbschaftsangelegenheiten. Franke Anliegen ist es, dem Publikum den Umgang mit dem Tod aus einem anderen Blickwinkel zu aufzuzeigen. Er meint: *„Bei den Menschen besteht ein großes Bedürfnis, sich auf humorvoll-spielerische Weise mit diesen Tabuthemen auseinanderzusetzen."*

In einem Bielefelder Abschiedshaus brachte der Trauerkabarettist die Besucher auf diese Weise zum Lachen. Und er traf bei seinem Publikum sprichwörtlich den Sargnagel auf den Kopf. Sigmund Freud, einerseits Begründer der Trauerarbeit und andererseits Witz- und Humorforscher, wäre sicherlich hoch erfreut über diese wunderbare Kombination.

Morries Schwartz, US-amerikanischer Soziologe und Autor, schaut mit humorigen Augen seinem eigenen Tod entgegen. Er schrieb: *„Lernen Sie, wie man lebt, dann wissen Sie, wie man stirbt; lernen Sie, wie man stirbt, dann wissen Sie, wie man lebt."* Seine Botschaft richtet sich nicht nur an Kranke und die ihnen nahe stehenden Personen, sondern auch an die Gesunden. Denn bei allen ist eines gewiss: „*Dieses Leben überlebt keiner von uns.*"

Weniger Berührungsängste mit dem Tod haben Bestatter. Einer wirbt mit der folgenden Anzeige: „*Bei uns liegen sie richtig.*" Ein anderer inseriert: „*Sie wollten schon immer mal gefahrlos mit Haien schwimmen? Sorgen Sie vor – mit einer See-Bestattung.*"

Fritz Roth, Bestatter aus Bergisch-Gladbach, Trauerbegleiter und Gründer der ersten privaten Trauerakademie in Deutschland, hat ebenfalls viel Neues auf den Weg und frischen Wind in die verstaubte Trauerkultur gebracht. Als er im Dezember 2012 verstarb legte seine Familie in den Tagen des Abschiedes nach und nach verschiedenste Gaben zu ihm in den Sarg. Sogar eine Flasche Kölsch und Spielsachen seiner Enkelkinder durften ihn auf seiner letzten Reise begleiteten. Die Trauerfeier, die auch Lebensfeier sein sollte, beinhaltete fröhliche Musik und einige Lacher.

Axel Diekmann aus Bielefeld lebt die Dualität Tod und Leben auf besondere Art und Weise. Er ist Bestatter und Tanzlehrer und verbindet beide Professionen. Wer möchte, kann seinen letzten Tanz mit ihm tanzen. Genau genommen den vorletzten Tanz, denn, wie singt in dem Drama-Musical *Elisabeth* des deutschen Librettisten Michael Kunze und des ungarischen Komponisten Sylvester Levay der Tod voller Kraft: „*Den letzten Tanz tanzt du mit mir*".

Phönix aus der Asche

Wirkung	Stimmungswandel Befreiung von Altlasten Neubeginn Fördert die Leichtigkeit Perspektivenwechsel
Ausführung	▪ Zusammengekauert sitzt du als Phönix in deiner Asche ▪ Du beginn dich, aus der Mitte deines Rumpfes heraus, langsam und leicht zu schütteln ▪ Die Wellen des Schüttelns gehen weiter in deine Arme/Flügel

Ausführung	▪ Du breitest deine Flügel nach und nach aus ▪ Du schüttelst die Asche aus deinen Flügeln und richtest dich dabei immer mehr auf ▪ Du wendest deinen Blick nach oben, gen Himmel ▪ Du schaust dich um ▪ und fliegst los ▪ Aus der Vogelperspektive gewinnst du einen neuen Blick auf dein Leben ▪ Erlaube es dir über das eine oder andere zu lachen ▪ Schüttle immer wieder Asche-Reste aus deinem Gefieder ▪ Freue dich deines Lebens

Wir können nicht alles weglachen. Darum geht es auch nicht. Der flexible Umgang mit den unterschiedlichen Gemütszuständen ist wichtig. Marshall Rosenberg, Begründer der gewaltfreien Kommunikation, erklärt: *„Das Ziel im Leben ist es, all unser Lachen zu lachen und all unsere Tränen zu weinen. Was auch immer sich uns offenbart, es ist das Leben, das sich darin zeigt, und es ist immer ein Geschenk, sich damit zu verbinden.“*

Die Vielfalt unserer Emotionen – alles darf sein. Solange alles im Fluss ist, fördert es unser Wohlbefinden. Alles was starr ist macht uns krank. Mir wird immer bewusster, wie viele Verbote uns einengen und wie wichtig es ist, sich von ihnen zu befreien. Dafür bedarf es der Erlaubnis, bislang Verbotenes tun zu dürfen – insbesondere der Erlaubnis, die wir uns selber geben. Zu diesen Erkenntnissen kam ich durch unterschiedliche Erlebnisse. Hier zwei Beispiele.

- **Geschichte1:** Nach einer meiner Lesungen erzähle eine Zuhörerin: „Als ich noch ein Kind war habe ich an einem Tag mit meinen Geschwistern so ausgelassen gelacht, das wir uns am Boden gekugelt haben. Am nächsten Tag kam unsere Mutter zu uns, tief traurig und unglaublich wütend. Unsere Oma, also ihre Mutter, war gestorben und sie sagte: „Ihr seid Schuld. Ihr wart gestern zu ausgelassen.“ Diese Schuldzuweisung drückt sie noch heute.

- **Geschichte 2:** Vor zwei Jahren starb ganz plötzlich der Mann einer meiner besten Freundinnen. Innerhalb weniger Tage standen wir trauernd, schweigend, mit gesenkten Köpfen und aufsteigender Kälte im Bestattungsinstitut an seinem Sarg, um uns zu verabschieden. Plötzlich richtete sich eine der Freundinnen auf, zeigte gen Himmel, lachte und rief: „*Das hat Immy nicht gewollt. Der macht da oben bestimmt schon Party.*" Unser Freund hat immer gerne gefeiert, warum nicht auch jetzt? Wir richteten uns alle spontan auf, lächelten uns an und erzählten eine heitere Geschichte nach der anderen, die wir mit Immy erlebt haben. Wir woben regelrecht ein Netz aus Geschichten, von einer Sargseite zur anderen und unser Freund mitten drin. Wie schön. Ganz und gar nicht unmoralisch, sondern achtsam, wohlwollend und lebendig. Allen wurde wieder warm, die Gesichter rosig und es entwickelte sich ein Gefühl von verbindender Gemeinschaft. Still gingen wir in den Vorraum zurück. Die Frau, die zuvor den Impuls gegeben hatte, sank plötzlich in sich zusammen, so als würde ihre Kraft durch ein Ventil ausströmen und sagte: „*Was habe ich getan? Das durfte ich doch nicht!*" Ich war ganz erstaunt über diese Reaktion und sagte: „*Das war doch wunderbar. Hast du gemerkt, wie gut uns das allen getan hat?*" Sie hörte jedoch nur noch die alten Verbot-Stimmen. Ich konnte sie nicht beruhigen. Die spontane Reaktion kam aus ihrem wahren Selbst, nun quälten sie die auferlegten Muster. Wie wichtig, damit aufzuräumen. Dabei lernte ich, dass ich Unterstützung geben kann, jedoch die Erlaubnis auf neuen Wegen zu gehen jeder sich nur selbst geben kann.

In Lachclubs ist es möglich, hemmungslos und unzensiert zu lachen. Lachen wir regelmäßig, werden wir unser Lachen weniger hinterfragen, mehr genießen und einfach loslachen.

Schalk im Nacken wecken

Wirkung	Stimmungswandel Ermutigt Neues auszuprobieren Erleichtert das Verlassen alter Muster Perspektivenwechsel Inneres Kind erwecken
Ausführung	▪ Mit deiner rechten Hand kannst du sanft deinen Nacken greifen – leicht massieren mit der Vorstellung: *„Ich wecke meinen Schalk im Nacken."* ▪ Beginne dabei zu kichern – immer mehr ▪ Dann heiter lachen und rumalbern ▪ Dein Schalk ist erwacht.

Unser Inneres Kind will seine Fröhlichkeit und Unbeschwertheit leben. Sich im Spiel verlieren und sich dabei wiederfinden. Ganz bei einer Sache sein und sich um nichts sorgen müssen. Von Kindern können wir perfekt den Wandel der Emotionen lernen: gerade noch voller Wut – schon ist alles vergeben und vergessen und es geht heiter weiter. Das ist typisch Kind, und wir Erwachsenen können es wieder lernen. Mutig neue Wege gehen und immer mehr authentisch handeln – das ist sehr heilsam.

Lachen wirkt negativen Emotionen entgegen

Bei einem ausgiebigen Lachen geht die Schwelle für das Empfinden negativer Emotionen deutlich nach oben. Das ist gerade für schmerzintensive Krankheitsverläufe von Bedeutung, wozu an erster Stelle die vielen psychosomatischen Leiden zählen, wie zum Beispiel migräneartige Kopfschmerzen, Verspannungen der Skelettmuskulatur sowie funktionelle Störungen des Herz-Kreislaufsystems und der Magen-Darmtätigkeit. Daneben sind auch Schmerzen zu erwähnen, die durch Krebs bzw. eine entsprechende chemotherapeutische Behandlung verursacht werden.

In solchen Fällen greifen die Betroffenen vielfach zu Schmerzmitteln. Doch es geht zuweilen auch ohne Arznei. Inzwischen ist nämlich relativ gut belegt, dass wir Schmerzen weniger intensiv wahrnehmen, wenn wir lachen. Zahnärzte setzten deshalb früher (teilweise auch noch heute) Lachgas ein, bevor sie zum Bohrer griffen. Und in letzter Zeit häufen sich die Hinweise, dass ein gezielt eingesetztes Lachtraining eine sehr wirksame Maßnahme der Schmerzbekämpfung sein kann. Paul McGhee (1996) fordert deshalb, dem Lachen endlich die Bedeutung einer Alternative zu medikamentösen Schmerzbekämpfung beizumessen. Erste Schritte in diese Richtung wurden bereits getan: So hat das „Rehabilitation Center" in Detroit bereits vor etlichen Jahren einen „Humorraum" eingerichtet, in dem chronische Schmerzpatienten lernen, lachend ihre Muskelverspannungen und damit auch ihre Schmerzen abzubauen (Ammidown 1993).

Die schmerzlindernde Wirkung des Lachens wird zunächst darauf zurückgeführt, dass sich die Skelettmuskulatur nach einem ausgiebigen Lachen für eine gewisse Zeit entspannt. Dies ist insofern von schmerztherapeutischer Bedeutung, als viele Schmerzen auf eine anhaltende Muskelspannung zurückzuführen sind. Paul McGhee (1996, 8) berichtet, dass sich die Schmerzgrenze nach oben zu verschieben beginnt, nachdem sich Patienten ein lustiges Video angesehen hatten.

Das Lustzentrum wird aktiviert

Ein ausgiebiges Lachen bringt komplizierte neurologische Strukturen ins Spiel. Vor bald 70 Jahren entdeckte der Neurophysiologe James Olds (1953) das sogenannte Lustzentrum, das im limbischen System des Gehirns verortet ist. Von diesem System gehen aber auch andere primäre Affekte wie Wut und Aggression aus. Die Übertragung solcher Gefühlsreaktionen erfolgt – durch Vermittlung des neurovegetativen Leistungsfähigkeit unseres Körpers – über die sog. Neurotransmitter, die sich im Bereich der Synapsen (= dem Abstand zwischen zwei Zellen) auswirken. Dadurch wird die Nervenüberleitung positiv beeinflusst, und zwar durch die Aktivierung von bestimmten Hormonen, die als Neurotransmitter bezeichnet werden. Hierzu gehören die Endorphine und die Enkephaline, die auch als körpereigene Morphine bezeichnet werden. William F. Fry (1989, 1993) stellte in kontrollierten Untersuchungen fest, dass diese körpereigene Hormonproduktion nach einem ausgiebigen Lachen zum einen gesteigert wird und zum anderen die Zirkulation entsprechender Immunsubstanzen für Stunden erhöht ist. Die wesentlichen Mechanismen, die in diesem Zusammenhang wirksam werden, lassen sich so beschreiben:

- Lachen lenkt die Aufmerksamkeit ab. Viktor Frankl (1982, 54) sprach hier von einer „Dereflexion", also einer heilsamen Ablenkung: Ein lachender Mensch kann sich nicht auf einen bestimmten negativen Sachverhalt fokussieren. Das gilt für negative Gedanken und Gefühle gleichermaßen. Dementsprechend wird auch Schmerzen keine Beachtung geschenkt.
- Lachen verändert die Einstellung gegenüber dem Schmerz. Auch in diesem Zusammenhang hat Viktor Frankl Pionierarbeit geleistet, der im Hinblick auf die Psychotherapie die grundsätzliche Frage aufwarf, wie sich der Mensch zu dem, was er erlebt, *einstellt*. Wem es nämlich gelingt, sein Leiden humorvoll zu relativieren, der kann sich von diesem auch distanzieren. Frankl (1987, 164) schreibt: „Und nichts vermöchte einen Menschen in solchem Maße instand zu setzen, Distanz zu schaffen zwischen dem Leiden und sich selbst, als eben der Humor. Durch ihn lernt der Patient am ehesten noch, seine neurotischen Symptome irgendwie zu ironisieren."

Ein ausgiebiges Lachen führt mit großer Wahrscheinlichkeit zu einer vermehrten Ausschüttung von Endorphinen. Schon Norman Cousins war überzeugt, dass dieses körpereigene Morphium im Rahmen seiner eigenen Lachkur zur Wirkung kam (vgl. S. 193ff).

Eine Typologie des Lachens

Das Lachen ist ein ganz ursprüngliches Kommunikationsmittel (vgl. S. 110), das am Anfang des Lebens (neben dem Weinen) unser emotionales Befinden ganz unmittelbar zum Ausdruck bringt. Doch jeder Mensch lacht anders: auf eine ganz bestimmte Art und Weise, die schon für das Kind im Säuglingsalter jeweils typisch ist (Titze 2018a; Titze 2018 b).

Schon im Kindesalter lassen sich zwei lebensstiltypische Grundhaltungen unterscheiden: Auf der einen Seite finden sich die typischen „Nesthocker", die am Rockzipfel der Mutter hängen und sich nur innerhalb eines engen, wohlvertrauten Lebensraumes frei entfalten können. Diese Kinder sind in ihrer Grundhaltung eher weltabgewandt (regressiv). Und sie sind insofern eher passiv, als ihr Handlungsspielraum klein ist. Das Lachen dieser Kinder erweckt dabei einen verhaltenen Eindruck, indem es leise, verdruckst, vielleicht auch gequält daher kommt.

Auf der anderen Seite gibt es Kinder, die vor unbekannten Gegenständen oder Situationen kaum zurückschrecken. Schon im Krabbelalter versuchen sie alles, was in ihrer Reichweite ist, aktiv zu erkunden und – im wahrsten Sinne des Wortes – zu „be*greifen*". Die Eltern solcher Kinder haben alle Hände voll zu tun, den ungestümen Entfaltungsdrang der Kleinen zu bremsen. Dies wiederum kann zu lautstarken Auseinandersetzungen und regelrechten Machtkämpfen führen, was ein erster Hinweis dafür ist, dass diese Kinder dabei sind, einen aggressiven Lebensstil einzuüben. „Aggression" heißt in der ursprünglichen Bedeutung dieses lateinischen Wortes übrigens nichts anderes als das beherzte Herangehen an die Umwelt. Diese Kinder sind in ihrer Grundhaltung also weltzugewandt (aggressiv) und zupackend (aktiv).

Demnach können wir zwei wichtige Merkmale zur Bestimmung des jeweils typischen Lachverhaltens voneinander unterscheiden. Das erste Merkmal ist der Grad der *Weltzugewandtheit*. Aggressive (= extravertierte) Menschen besitzen generell einen weiten Aktionsradius (=Handlungsspielraum), während dieser bei regressiv weltabgewandten (= introvertierten) Menschen begrenzt ist. Das zweite Merkmal bezieht sich auf den *Aktivitätsgrad*, das heißt die Frage, ob sich ein Mensch eher aktiv oder passiv verhält (vgl. Titze 2018a, 2018b). Dieser Zusammenhang wird durch das folgende Schaubild veranschaulicht:

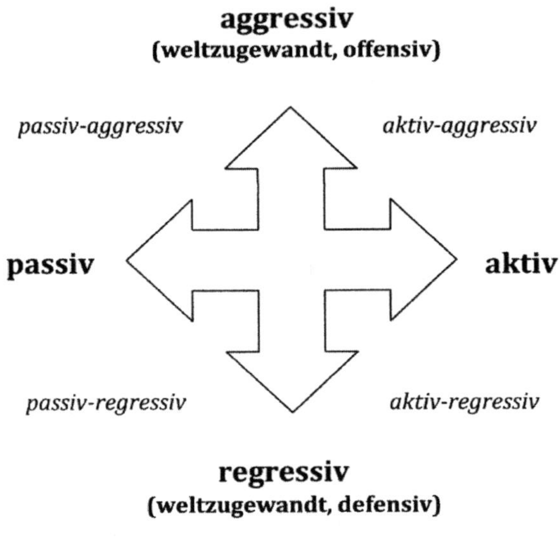

Die horizontale Achse umfasst den allmählich ansteigenden Aktivitätsgrad, der vom regungslosen Zustand eines Starrsüchtigen bis zum ungezügelten Bewegungsdrang eines Tobsüchtigen reichen kann. Die vertikale Achse entspricht dem Aktionsradius, der durch die fiktiven Endpunkte maximaler regressiver Zurückhaltung auf der einen Seite und aggressiver Tatkraft auf der anderen Seite fixiert wird. Somit wären am unteren Ende dieser Achse Menschen zu finden, die völlig verschlossen sind: Sie haben im wahrsten Sinne des Wortes nichts zu lachen! Den Gegenpol nehmen Menschen ein, deren Kontaktbereitschaft keine Grenzen kennt. Diese Menschen sprühen gewöhnlich vor Heiterkeit. Ein unbeschwertes Lachen ist der unverkennbare Ausdruck ihrer aufgeschlossenen Haltung, die keine Hemmungen kennt. Dieses ungenierte Lachen kann auf andere sowohl gewinnend als auch provokativ wirken: Das hängt davon ab, ob der Empfänger dieses Lachens selbst eher aggressiv oder regressiv eingestellt ist. (Im Kapitel über die Gelotophobie (S. 157) werden wir die entsprechenden negativen Auswirkungen näher erörtern.)

Wenn wir uns die verschiedenen Reaktionsweisen anschauen, die sich aus dem Zusammenwirken von Aktivitätsgrad (aktiv oder passiv) bzw. Aktionsradius (aggressiv oder regressiv) jeweils ergeben, gelangen wir zu diesen Grundformen typischen Verhaltens:

- aktiv und aggressiv: der mächtige „Boss"
- passiv und aggressiv: der attraktive „Star"
- aktiv und regressiv: der fleißige „Eremit"
- passiv und regressiv: der arme „Lazarus"

Bevorzugen wir die Bewältigungsstrategie des mächtigen „Bosses"? Oder folgen wir intuitiv eher den Motiven des attraktiven „Stars"? Solche Menschen sind eindeutig weltzugewandt (extravertiert). Sie nehmen einen ziemlich weiten Handlungsspielraum in Anspruch, der es ihnen erlaubt, auf andere „aggressiv" zuzugehen.

Oder kommt uns der Lebensstil des fleißigen „Eremiten" eher bekannt vor? Möglicher Weise können wir auch das typische Aktionsprogramm des armen „Lazarus" gut nachvollziehen? Beides Mal handelt es sich um einen weltabgewandten (introvertierten) Persönlichkeitstyp, dessen regressiver Handlungsspielraum mehr oder weniger stark eingeschränkt ist. Defensive Zurückhaltung ist das typische Markenzeichen dieser Menschen.

Diese Typologie lässt sich leicht aus eben dem Lachen erschließen, das für den jeweiligen Menschen typisch ist: Der „Boss" lacht schallend, was sich als laut, triumphierend, aber auch einschüchternd anhören kann. Beim „Star" wirkt das Lachen vergnüglich, bereichsweise auch neckisch und frivol. Beim „Eremiten" kann das Lachen vordergründig nüchtern und spannungslos wirken. Und beim „Lazarus" entsteht eher ein jämmerliches, gequältes Lachen, das auf Nachsicht und hilfreiches Mitgefühl abzielt. Plakativ lässt sich sagen: der Boss lacht schallend, der Star kichert anzüglich, der Eremit lacht in sich hinein, während der Lazarus gequält lacht.

Lachen – so individuell

„Jeder Mensch trägt
einen Zauber im Gesicht."
Friedrich Hebbel

Es gibt die Behauptung: *„Jedes Lachen ist so individuell wie ein Daumenabdruck."* Diese Aussage kann ich bestätigen. Ich kenne keine zwei Menschen, die auf die gleiche Weise lachen, und ich habe in meinem Leben schon sehr viele Menschen lachen gehört. Jeden Menschen kannst du an seinem Lachen wiedererkennen. Hörst du zum Beispiel in der Stadt im Gewühl einen Freund lachen, dann weißt du sofort: *„Da lacht doch der Jasper!"* und du drehst dich um, um ihn zu sichten. Auch am Telefon stellst du schnell durch die lachende Begrüßung fest, wer am anderen Ende lacht. Am Lachen wirst du sie zuverlässig erkennen.

Innerhalb der Lachyoga-Bewegung werden ab und zu Lacholympiaden veranstaltet. Menschen, die besonders intensiv und ausdauernd lachen, bewerben sich und eine Jury wählt aus, wer denn am ansteckendsten oder originellsten lacht. Es gibt deutlich unterschiedliche Lach-Typen. Besonders bei Männern, aber durchaus auch bei Frauen, gibt es sehr lautes Gelächter. Manche lachen ein monotones Lachen und andere lachen so facettenreich, dass jeder Lacher neu überrascht und zum Mitlachen verleitet. Vertreten ist aber auch:

- das scheue, fast leise Lachen
- mehr Kichern als Lachen
- Lachen mit Lufteinziehen
- Lachen in Verbindung mit Klatschen auf die Oberschenkel
- sich biegen vor Lachen

Vielleicht kann man sich tatsächlich vor Lachen in die Hose machen, denn die Blase entspannt sich weitgehend bei einem ausgiebigen Lachen. Deshalb besser auf Toilette gehen, bevor eine Lachsession beginnt. Bei manchem lachenden Menschen hüpft der Bauch bzw. das Zwerchfell vor lauter Freude. Und es gibt Lacher, die nehmen die Brille ab, um besser lachen zu können. Dann kann sich der Kopf freier bewegen, zum Beispiel in den Nacken geworfen werden, ohne dass die Brille runterfliegt, und die Lachtränen können ungehemmt fließen.

In der Regel lachen wir beim Ausatmen. Es gibt aber auch das Phänomen des Lachens beim Einatmen. Meine Lachkollegin aus Israel, Mariela Nets, lacht grundsätzlich beim Einatmen. Das hört sich wirklich speziell an, denn es ist unseren Ohren fremd. Es ist sozusagen ein Lachen rückwärts. Lange Zeit litt sie sehr unter dieser Andersartigkeit. Zum Glück hat sie dann das Lachyoga entdeckt. Dort ist ein jedes Lachen willkommen, egal ob vorwärts oder rückwärts. Inzwischen kann sie ihre Besonderheit genießen, denn es sorgt bei den Lachyogis für anerkennende Erheiterung. Mit ihrer neu gewonnenen Unbekümmertheit lacht sie nun hemmungslos rückwärts.

Königsdisziplin Langzeitlachen

Wirkung	Stärkt die Lachmuskeln im Gesicht Stärkt das Zwerchfell Stärkt das Qi von Lunge und Herz Selbstverständlicher grundlos lachen Lachen anderer hören und imitieren
Ausführung	**Im Sitzen** **Start**: ▪ Deine Arme hochführen und einatmen ▪ Die Arme runterführen und ausatmen ▪ Zwei Mal wiederholen ▪ Beim dritten Mal: Arme runterführen – auf die Oberschenkel klatschen, mit den Füßen stampfen und loslachen ▪ Schau dich um und freu dich über die lachenden Gesichter der anderen ▪ Lausche dem Lachen der anderen ▪ Auch mal ein anderes Lachen nachmachen – nicht nachäffen, sondern so lachen, wie wir uns

Ausführung	Tanzschritte abschauen und nachmachen, um unser Bewegungsrepertoire zu erweitern ▪ Das kann viel Freude bereiten – und allen das eigene Lachen spiegeln ▪ Grundlos lachen – einfach so!
Variante	**Start:** ▪ Stell dir vor, du hast eine Flasche mit Lachgas ▪ Du hältst dir die Atemmaske vor dein Gesicht: Lach-Gasflasche aufdrehen, du atmest das Lachgas ein… ▪ Du lachst los
Dauer	**fünf Minuten**
Beachte	▪ Wenn dir schwindelig werden sollte, mach sofort Pause ▪ Wenn es zu anstrengend wird, hör auf – dann beginne beim nächsten Mal erst mit zwei oder drei Minuten ▪ Durch die Spiegelneuronen stecken wir uns perfekt mit dem Gelächter an. Deshalb achte darauf: ▪ Immer wieder die anderen anschauen und bewusst dem Gelächter der anderen lauschen
Variante	**In der Gruppe – als Lachmeditation** Im Kreis liegen / Sternformation: Köpfe dicht an dicht / das Lachen der anderen überträgt sich leichter Dauer: bis zu 20 Minuten und länger

Jeder lacht sein ureigenes Lachen. Doch auch das Imitieren des Lachens der anderen kann viel Freude bereiten. Im Lachclub ist das Nachmachen der anderen kein Verhöhnen, sondern ein heiteres Spiel. Ob es möglich ist, das eigene Lachen so zu trainieren, dass ich ein anderes Lachen mein eigenes nennen kann? So wie der Hauptdarsteller im Film „Der Joker“? Das hatte mich WDR 1LIVE gefragt. Gesendet beim *Angeberwissen.* Das kurze Interview kannst du dir auf meiner Internetseite anhören. Jeder kann sich wie ein Schauspieler etwas antrainieren: Auf Kommando weinen, ernst schauen, sich verhalten wie ein Autist und vieles andere mehr. Auch lachen wie jemand anderes. Aber es wird nie dein wirklich eigenes Lachen sein. Dein ureigenes, ganz persönliches Lachen ist immer unverkennbar. Es ist dein ganz individueller Ausdruck – dein Lacheindruck.

Lächeln – das „kleine Lachen"

Im Hinblick auf die lebenszeitliche Entwicklung eines einzelnen Menschen (= Ontogenese) besitzt das Lächeln gegenüber dem Lachen einen Vorrang. Jede Mutter wird diese beglückende Erfahrung gemacht haben: Ihr Baby, das bislang nur fähig Lage war, seinen Unlustgefühlen einen kläglichen Ausdruck zu geben, beginnt plötzlich zu lächeln! Es zeigt der Mutter damit unmittelbar an, dass es gesättigt ist, sich behaglich fühlt und vor allem, dass es sich freut, in ihr Gesicht zu blicken. Dieses Lächeln schlägt sofort eine Brücke zwischen Kind und Mutter. Es wirkt „ansteckend".

Ein Säugling beginnt bereits wenige Wochen nach seiner Geburt zu lächeln (vgl. Sroufe & Waters 1976). John Bowlby (1975, 259-266) hat dieses Lächeln, das sich gewöhnlich nach dem Stillen zeigt, als unselektiv bezeichnet, weil es noch nicht auf einen bestimmten Menschen ausgerichtet ist. Ab etwa dem vierten Lebensmonat entwickelt sich daraus aber eine sozial selektive Reaktion, indem das Lächeln nur noch auf die engsten Bezugspersonen des Säuglings bezogen ist (Ekman 1988, 124).

Über dieses Lächeln vermag der Säugling ein Wechselspiel von positiven Gefühlen auszulösen, die sich bei den Bezugspersonen ebenfalls in einem Lächeln äußern. Das ist der Wirkung der Spiegelneuronen zu verdanken: Diese Nervenzellen bilden eine Art Resonanzsystem im Gehirn, das beim Empfänger – in diesem Fall bei der Bezugsperson – die gleichen positiven Gefühle wachruft, die auch das Baby empfindet. Auf diese Weise wird die Beziehung zur Mutter vom Kind unbewusst so gesteuert („konditioniert"), dass sich zunehmend eine feste Bindung einstellt. Das gemeinsame Lächeln dient dabei als positiver Verstärker, der diese Bindung konsequent vertieft.

René Spitz (1946) nahm auf diese Wechselbeziehung Bezug, als er feststellte, dass Säuglinge umso früher zu lächeln beginnen, je inniger und liebevoller ihre Mütter auf sie eingehen. Das lächelnde Gesicht wird vom Kind als ein festes „Apperzeptionsschema" verinnerlicht. Schon im Alter von fünf oder sechs Monaten vermag ein

Säugling aus dieser Erinnerung heraus das Gesicht seiner Mutter zu erkennen. Dies ruft gewöhnlich einen „Erkennungsreflex“ hervor, der sich in einem selektiven Lächeln äußert (McGee 1979, 49). Und dieses Lächeln des Säuglings „ist so bezaubernd, dass die meisten Eltern zurücklächeln und somit einen Austausch in Gang setzen, der zur Grundlage des gesamten menschlichen Soziallebens wird“ (Landau 1995, 188).

Ausgelöst wird das Lächeln des Säuglings zunächst durch akustische und taktile Reize, nämlich die vertraute Stimme der Mutter und ihr zärtliches Streicheln. Dazu kommen die mimischen Reize, die durch ihr lächelndes Gesicht ausgelöst werden. Auf diese Weise wird ein kommunikatives Wechselspiel in Gang gesetzt, das auch die Spiegelneuronen einbezieht. Das sind Nervenzellen, die beim Anblick mimischer Prozesse bei einem Mitmenschen derart aktiviert werden, dass beim Betrachter auch die damit zusammen hängenden Gefühle wachgerufen werden.

So schafft das gemeinsame Lächeln von Mutter und Kind ganz spontan eine Atmosphäre von Sympathie und Wohlbehagen. Dies ist selbst dann der Fall, wenn die Mutter zunächst schlecht gelaunt, angespannt oder traurig gestimmt war. Doch das Lächeln ihres Kindes bringt sie schnell auf andere Gedanken oder anders gesagt, es „triggert“ positive Gefühle, weil ein echtes Lächeln auf eine angenehme Weise „belustigend“ wirkt.

Noch aber besitzt das Baby nicht die Fähigkeit zum eigentlichen Lachen. Erst im Verlauf des vierten Lebensmonats beginnt ein Kind sein besonderes Wohlbefinden durch eine Vielzahl von mimischen und lautlichen Reaktionen zu äußern, die zur Spannweite des Lachens gehören. Es kann dabei gurrende Laute von sich geben, seine Gesichtsmuskulatur verziehen, mit seinen Beinen strampeln und mit seinen Ärmchen um sich schlagen. All das gehört aber zu jenem einzigartigen Reflexbündel, das wir als Lachen bezeichnen.

Lächeln als sozialer Verstärker

Für Charles Darwin (1989) war das Lächeln eine Vorform des Lachens, welches er entsprechend als das „ausgewachsene Lächeln“ definierte. Wie wir bereits sahen, tritt das Lächeln im Leben des einzelnen Menschen tatsächlich früher in Erscheinung als das Lachen. Dennoch sehen wir das Lächeln im Allgemeinen als ein typisches emotionales Ausdrucksmittel des Erwachsenen an, weil es weit weniger urwüchsig ist als das eigentliche Lachen. Dem Lächeln kommt in allen Kulturen überdies die Bedeutung eines allseits positiv eingeschätzten zwischenmenschlichen Klebstoffs zu. Es dient dabei nicht selbstbezogenen, auf das eigene Wohlbefinden ausgerichteten Zwecken, sondern steht gleichsam im Dienste eines geregelten sozialen Zusammenlebens. Ein Lächeln zielt nämlich vor allem darauf ab, den sozialen Partner günstig stimmen, ihm Mitgefühl, Sympathie oder Bewunderung signalisieren. Somit erfüllt das Lächeln eine ganz wichtige kommunikative Funktion!

Das lächelnde Gesicht fungiert als ein universales Signal für Freundlichkeit, Kooperationsbereitschaft, Zustimmung und Freude. Das Zentrum nonverbaler Kommunikation ist das Gesicht. Die Stellung der Mundwinkel, die Beweglichkeit der Augenmuskeln und die Fähigkeit, Blickkontakt herzustellen und zu halten – dies alles hilft, die zwischenmenschliche Brücke aufzubauen.

Ein offen lächelndes Gesicht wirkt attraktiv, weil es eine lebensfrohe Botschaft vermittelt. Dadurch werden die Spiegelneuronen der Kommunikationspartner aktiviert, was bei ihnen sogleich ein positives Gefühl auslöst. So kann ein heiterer Mensch allein über seinen Gesichtsausdruck die Anderen mit seiner guten Laune „anstecken“ – ganz nach dem Motto: Sobald du deinen Gegner anlächelst, kann er dir nicht mehr böse sein!

Ein Gesichtsausdruck, der Freude spiegelt, ist also ein ermutigender sozialer Verstärker, der bei Sozialpartnern unweigerlich eine positive Reaktion hervorruft. So haben Studien gezeigt, dass Schüler von einem Lehrer, dessen Gesicht während des Unterrichts Freude ausdrückt, mehr lernen können.

Das echte und das falsche Lächeln

Bereits im 19. Jahrhunderts stimulierte der französische Muskelforscher Guillaume Duchenne (1876) mit Elektroden verschiedene Muskeln im Gesicht. Er stellte dabei fest: Wenn Menschen spontan lächeln, aktivieren sie unbewusst sowohl den Wangenheber *(Musculus zygomoticus major)* als auch den Augenringmuskel *(Musculus orbis ocularis oculi)*, der die typischen Lachfältchen in den Augenwinkeln hervorruft. Der Augenringmuskel kann aber, im Gegensatz zum Wangenheber, nicht bewusst kontrolliert werden. Täuscht man ein Lächeln also vor, fehlen die Fältchen um die Augen.

Paul Ekman (1988) beschreibt achtzehn Formen des Lächelns. Dazu gehört das gequälte Lächeln, das verächtliche Lächeln, das höfliche Konversationslächeln oder das gekünstelte Lächeln. Diese Formen des Lächelns sind alle vorgetäuscht, wodurch das Ganze insgesamt schief wirkt. Zudem bricht ein gekünsteltes Lächeln in der Regel abrupt ab und erreicht die Augen des Sozialpartners nicht wirklich. Der Grund ist, dass Menschen nur den Wangenheber bewusst kontrollieren können. Täuscht man ein Lächeln vor, fehlen die typischen Lachfältchen um die Augen. Wenn also schadenfroh, gequält oder scheinheilig gelächelt wird, sind andere Muskeln einbezogen als der Augenringmuskel.

Auch Maria von Salisch (1988, 10f) unterscheidet das unwillkürliche (spontane) Lächeln von jenem, das willensgesteuert, also von bestimmten „sozialen Darbietungsregeln“ abhängig ist. Dieses Lächeln wirkt nicht echt, da es andere Gefühle (z. B. Unsicherheit, Ärger) herunterschrauben oder überdecken will. Beispiele sind das höfliche Lächeln von Stewardessen oder das beschwichtigende Lächeln von rangniederen Personen. Paul Ekman (1988, 152) erwähnt auch das „elende Lächeln“:

„Wer immer es sieht, nimmt nicht an, dass die Person, die so lächelt, glücklich ist. Stellen Sie sich vor, der Zahnarzt erzählt einem Patienten, dass eine Wurzelbehandlung nötig sei, die sehr schmerzhaft ist und viel Geld kosten wird. Ein guter Patient wird diese Ankündigung mit einem elenden Lächeln begrüßen. Es ist eher ein tapferes Grinsen, das dem anderen ankündigt, dass man sein Unbehagen und seine Angst nicht offen zeigen wird. Es bestätigt das eigene Elend.“

Studien zeigen, dass ein verordnetes Dauerlächeln (etwa bei Verkäufern oder Flugbegleitern) krank machen kann und psychisch belastend ist. Man spricht in diesem Zusammenhang auch von einem „Botox-Lächeln“. Insgesamt geht es dabei um ein willentlich aufgesetztes, falsches Lächeln, an dem nur der Wangenheber beteiligt ist. Hier geht es vornehmlich darum, dass die betreffenden Menschen aus professioneller Höflichkeit heraus ihre wahren Gefühle kontrollieren bzw. unterdrücken müssen. Denn es liegt vielfach im Geschäftsinteresse, eine Freundlichkeit und Heiterkeit auszustrahlen, die nicht der wahren Befindlichkeit entspricht. Dies setzt einen physiologischen Hemmungsaufwand voraus, der – wie jeder Konflikt zwischen Affekt und „gutem Willen“ – schädlichen Stress *(= Distress)* erzeugt (vgl. Selye 1988). Dieses willentlich gesteuerte gekünstelte Lächeln wird auch als „Pan Am-Lächeln“ bezeichnet: Pate bei dieser Namensgebung war die ehemalige Fluggesellschaft *Pan American World Airways*, die von den Flugbegleitern verlangt hatte, den Passagieren mit gleichbleibender Freundlichkeit entgegenzutreten.

Nur jenes Lächeln, das den Wangenheber und den Augenringmuskel aktiviert, kann – wie bereits erwähnt – als echt verstanden werden. Dabei gibt es offenbar eine Verbindung zwischen Mimik und Hirnaktivität. So wies Robert Zajonc (1985) nach, dass die Muskeln, die ein Lächeln modellieren, auch die vermehrte Zufuhr von Blut in unser Gehirn anregen. Das Gehirn lächelnder Menschen wird also besser mit Sauerstoff versorgt, als dies bei Menschen mit einer Trauermiene der Fall ist. Dazu gibt es einige Beispiele:

- In Versuchen bewerteten lächelnde Menschen Filme oder Comics deutlich positiver als solche mit ernster Miene.
- Forscher konnten nachweisen, dass echtes Lächeln die Durchblutung des Gehirns fördert und Stress symptome mildert.
- Gerade depressive Menschen profitieren von einem Lächeln, denn ihr Gehirn ist in der Regel weniger gut mit Sauerstoff versorgt.

Das innere Lächeln

*„Hüte dich vor dem Entschluss,
zu dem du nicht lächeln kannst."*
Heinrich Friedrich Karl vom Stein

Lächeln ist eine wichtige Fähigkeit für friedfertige Kontaktaufnahme. Es heißt nicht umsonst: *„Der kürzeste Weg zwischen zwei Menschen ist ein Lächeln."* Eine angenehme Atmosphäre entsteht, wenn wir uns, einander freundlich zugewandt, von Herzen ein Lächeln schenken. Das Lachen wird nach der traditionellen chinesischen Medizin dem kosmischen Prinzip Yang zugeordnet, denn es ist der laute, lustvolle und herausfordernde Ausdruck einer extravertierten Lebenshaltung. Das Lächeln hingegen wird, als kleine Schwester des Lachens, dem Prinzip Yin zugeordnet, da es sanft, zurückhaltend und still ist. Lachen schafft Verbindung über das Hören und Sehen, während beim Lächeln der Augenkontakt im Vordergrund steht.

Yin ist das Außen und Yang das Innen. Das Zusammenspiel dieser beiden Prinzipien kommt in dieser Aussage wunderbar zum Ausdruck: *„Das Lächeln, welches wir aussenden, kommt zu uns zurück."* Das bedeutet, dass es beim Lächeln einerseits eine Außenorientierung gibt und andererseits eine Verbindung nach innen. Unser Lächeln hat damit auch eine wichtige Funktion als innerer Anker. Indem du dir selbst freundlich und ermutigend zulächelst, kannst du eine friedliche, liebevolle und stärkende Verbindung zu deinem innersten Kern herstellen. Diese Fähigkeit kann durch folgende Meditation gefördert werden.

Dein inneres Lächeln

Wirkung	Beruhigend Entspannend Stimmt uns friedvoll und heiter Ein Gefühl für das innere Lächeln entwickelt sich Anker werden gesetzt
Ausführung	Setz dich ganz entspannt hin oder leg dich auf den Rücken
Atmung	▪ Atme durch die Nase ganz sanft ein ▪ lass deinen Atem durch den Mund leicht ausströmen ▪ überlass die Atmung deinem Körper
Teil 1	Entspanne... ▪ deinen Unterkiefer ▪ deine Zunge Öffne dabei den Mund leicht Entspanne... ▪ deine Hände und Arme ▪ deine Schultern ▪ deine Beine und Füße ▪ deinen Rücken ▪ deinen Bauch Spüre den Boden unter dir / unter deinen Füßen
Teil 2	Wenn du die Entspannung zu spüren beginnst, stell dir ein Lächeln vor, das in dir aufgeht. ▪ Es beginnt in deinem Gesicht und fließt durch deinen gesamten Körper ▪ Es ist mehr als das Lächeln auf deinen Lippen ▪ Es breitet sich über dein ganzes inneres Wesen aus

Teil 2	Stell dir vor, wie ▪ dein Bauch lächelt ▪ dein Herz lächelt Dieses sanfte Lächeln breitet sich wie eine aufblühende Rose langsam über deinen ganzen Körper aus und erfüllt dich mit ihrem Duft ▪ Spür genau nach, wie du dich mit diesem inneren Lächeln fühlst ▪ wo du es in dir besonders deutlich wahrnehmen kannst Wann immer du dieses gute Gefühl brauchst, schließ deine Augen und fang dir dieses Lächeln wieder ein ▪ Es ist immer da
Gähnen	Recken, strecken und herzhaft gähnen
Ausatmen	Drei Mal kräftig pusten, als würdest du eine weit entfernte Kerze auspusten.
Wach werden	Schneide Grimassen, um dein Gesicht aufzuwecken Augen öffnen und wieder im Jetzt ankommen

Gelingt es uns immer wieder, die Verbindung zu unserem inneren Lächeln herzustellen, sind wir zunehmend in der Lage, uns selbst Stabilität zu geben. Fordert dich eine Situation besonders heraus, dann besinne dich auf dein inneres Lächeln. Denk an den Duft der Rose, der sich in deinem Körper verbreitet und genieße die Entspannung, die damit einhergeht. Mit dieser Haltung kannst du dich innerlich nach hinten lehnen und die Position eines Beobachters einnehmen. Mit einem Lächeln im Herzen ist es möglich, alles mit einem offenem, unvoreingenommen Blick zu betrachten.

Lachen und Lächeln gehört aus Sicht der Traditionellen Chinesischen Medizin zur Herzenergie. So liegt es auf der Hand, dass wir Entscheidungen lächelnd aus dem Herzen heraus treffen – ganz in Entsprechung zu der bereits bekannten Devise: *„Hüte dich vor dem Entschluss, zu dem du nicht lächeln kannst.“*

Wenn du keine Zeit hast, die Meditation „Dein Inneres Lächeln“ durchzuführen, dann nutze „Lachcreme“ (Seite 59) oder die „Kleinste tibetische Meditation“.

Kleinste tibetische Meditation

Wirkung	Beruhigend Entspannend Stimmt friedvoll und heiter
Ausführung	Setz dich entspannt hin oder leg dich auf den Rücken
Atmung	Atme durch die Nase ein – dabei: ▪ beide Mundwinkel einen Hauch nach oben ziehen und halten ▪ Durch die Nase ausatmen – Mund entspannen ▪ Einatmen und die Mundwinkel ganz sanft weiter nach oben ziehen – halten ▪ Durch die Nase ausatmen – Mund entspannen ▪ Einatmen und deine Mundwinkel soweit wie möglich Richtung Ohren anheben – halten ▪ Durch die Nase ausatmen ▪ Dein gesamtes Gesicht entspannen

Ein Lächeln ins Gesicht zaubern

“A smile is the prettiest thing you can wear.”

Mit Lächeln verbinden wir auch einen Zauber. So pflegen wir zum Beispiel zu sagen: *„Hat sie nicht ein bezauberndes Lächeln?“* Oder: *„Er hat mich mit seinem Lächeln verzaubert.“* Wie bereits erwähnt (vgl. S. 93), heißt der Muskel, der unsere Mundwinkel nach oben in Richtung der Ohren zieht *Musculus zygomaticus major.* Dieser *„Muskel der Freude"* lässt einen lächelnden Mund entstehen. Die Lachfältchen um die Augen herum – unsere Sonnenstrahlen! – werden durch den *Musculus orbicularis oculi* geformt. Sie sind, wie wir bereits sahen (S. 94), ein untrüglicher Hinweis dafür, dass das Lächeln echt ist. Die lateinischen Namen dieser Muskeln hören sich für mich allerdings wie Zauberformeln an. Das hat mich zu einer entsprechenden Lachyoga-Übung inspiriert:

Zauberhaftes Lächeln

Wirkung	Stimmungswandel Stärkt den Musculus zygomaticus major und Musculus orbicularis oculi
Ausführung	▪ Mach zu Beginn ein ernstes oder grimmiges Gesicht ▪ Dann beschwörend den ersten Zauberspruch aussprechen: ▪ *„Musculus zygomaticus major! – Hex - hex!"* ▪ Der Zauberspruch wirkt direkt und deine Mundwinkel wandern nach oben. ▪ Nun kommt der zweite Zauberspruch: ▪ *„Musculus orbicularis oculi!"– Hahaha!"* ▪ Diese Magie zaubert unweigerlich Lachfältchen und Sonnenstrahlen um deine Augen!
Variante	**Zu zweit** Du bist ein Zauberer und zauberst deinem Gegenüber auf diese Art und Weise ein Lächeln in sein vergrämtes Gesicht Danach: Aufgabenwechsel

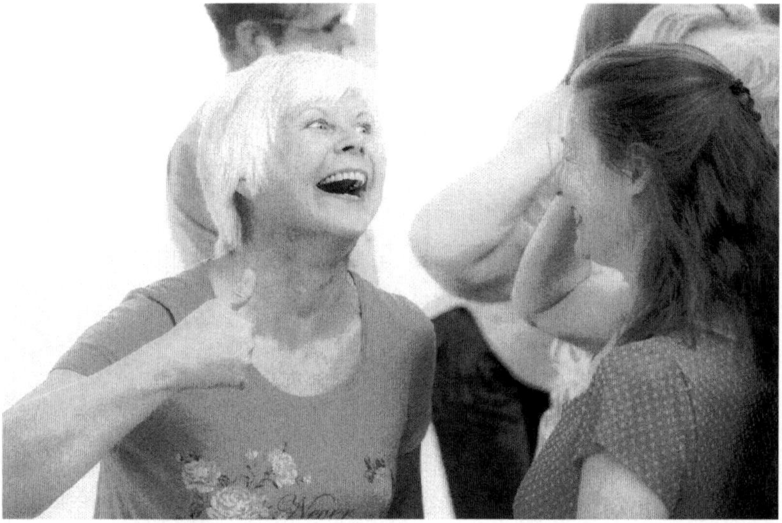

Abb. 8: Über sich selber lachen. Foto: Egbert Griebeling

Lächeln als Aggressionspuffer

Verhaltenswissenschaftlich gesehen ist das Lächeln eine nicht-aggressive Vorform des Lachens, da das Zähne zeigen hier ebenso fehlt wie die für das Lachen typischen Laute und die Anspannung der Gesichtsmuskulatur. Das Lächeln ist demgegenüber – als typische Kontaktgebärde – eher beschwichtigend, so dass es als eine Art mimischer Stoßdämpfer dienen kann.

Das lächelnde Gesicht ist ein „Spielgesicht" (Eibl-Eibesfeldt 1978, 414, 418). Damit stellt es ein universelles Signal für Freundlichkeit, Zustimmung und Freude dar (Landau 1995, 181). Schon beim Kleinstkind signalisiert dieses Gesicht, dass die Bezugsperson auch dann nicht als bedrohlich erlebt wird, wenn von ihr eine Kitzelattacke ausgeht (vgl. S. 32). Doch sobald dies nicht mit einem lächelnden Gesicht verbunden ist, kann aus dem harmlosen Spiel leicht ein bedrohlicher Ernst werden. Deshalb bezeichnet Eibl-Eibesfeldt (1967, 139) das Lächeln als einen „Aggressionspuffer". Er schreibt:

„Ein Lächeln entwaffnet, und es gibt Beispiele in Kriegsberichten, die zeigen, wie ein Lächeln einen Angriff hemmen kann. Jeder Reisende hat erfahren, wie ein Lächeln die Spannung zwischen Fremden löst. Man lächelt auch höflich, wenn man jemandem einen abschlägigen Bescheid erteilen muss, und man lächelt, wenn man sich entschuldigt. Aber das Lächeln hemmt nicht allein die Aggression eines andern, es löst darüber hinaus auch freundliche Antworten aus. Man lächelt einander zu im Flirt wie auch beim freundlichen Gruß."

Aber das Lächeln ist nicht nur ein Mittel, um eine zwischenmenschliche Brücke aufzubauen. Es kann darüber hinaus auch offensiv eingesetzt werden, um negativen Gefühlen einen besonderen Ausdruck zu verleihen. So ist das Grinsen des Zynikers ein Hinweis für dessen Verachtung. Der Sadist zeigt durch ein „diabolisches Lächeln" an, dass er sich an den Qualen seiner Opfer weidet. Und auch der ganz normale Alltagsmensch wird sich immer wieder dabei ertappen können, wie schnell ein unwillkürliches Lächeln über seine Züge huscht, wenn er Zeuge einer Unterlegenheit bzw. Schwäche bei einem Mitmenschen wird.

Lächeln und Lachen als universelle Sprache

„Lachen ist Weltsprache.
Lebensfreude ihr Ausdruck."

Schon bevor wir in der Lage sind, uns sprachlich zu verständigen, können wir das bereits nonverbal mittels eines Lächelns oder Lachens tun. Dies ist in jeder Kultur so, womit die lächelnde Verständigung auch über Sprachgrenzen hinaus funktioniert. Fahren wir im Urlaub in ein Land, dessen Sprache wir nicht können, ist es durchaus möglich, mit freundlichem Lächeln manches zu regeln. Und spricht uns im eigenen Land ein Fremder an und wir verstehen ihn nicht, können wir trotzdem freundlich lächelnd die Schultern hochziehen um zu vermitteln: *„Tut mir leid, ich verstehe dich nicht."*

Wie wunderbar Lachen und Lächeln über Sprachgrenzen hinaus verbinden, durfte ich bei einem interkulturellen Frauenfrühstück erleben. Mein Auftrag war, achtzig Frauen aus unterschiedlichen

Kulturkreisen mit Lachyoga zu begeistern. Ich staunte, wie schnell es gelang, gemeinsam in die spielerischen Elemente des Lachyoga einzusteigen. Die Frauen konnten unmittelbar nachvollziehen, was ich anbot, und die Spiegelneuronen funktionieren in allen Kulturen gleich. So steckten sich die Frauen gegenseitig mit Lachen an, ob sie nun aus Afrika, der Türkei oder Syrien kamen. Die Gleichstellungsbeauftrage, die mich engagiert hatte, war sehr angetan. Sie sagte: „*Das war die erste Veranstaltung, bei der wirklich alle Frauen zusammen agiert haben. Sonst sitzen doch wieder alle in ihren Grüppchen.*"

Eine gemeinsame Sprache bietet außerdem das Dschibberisch, auch als Gibberisch oder Brabbel-Meditation bekannt (Hablützel 2017). Das ist eine Fantasiesprache, die sich wie Kindergeplapper anhört. Die willkürliche Anordnung von Vokalen, Konsonanten und Zischlauten, die man konkret nicht versteht, sehr wohl aber am Klang der Stimme deren Bedeutung erkennt, mutet an, als würde man die unglaublichsten Sprachen beherrschen.

Zum Beispiel: „*Wurp-a-doonie, zappina darfle. Ornk daiala, Froink-Bloink.*" „*Schappasuna daila konarimo. Labu? Janala! Aaah: schakunda!*"

Diese Nonsens-Sprache funktioniert auch als aktive Meditation, bei der wir auf die rechte Gehirnseite wandern und unsere Kreativität ausleben dürfen. Unser Gedankenkarussell hat Pause. Gibberisch reden bedeutet, möglichst ohne zu denken, einfach Laute und Silben miteinander zu verbinden, so dass irgendwelche Worte entstehen, die es noch nie gegeben hat und nie wieder geben wird: Aus dem Moment heraus geboren und schon wieder weg! Das wirkt herrlich amüsant und entspannend.

Ein sehr großer Anteil der zwischenmenschlichen Kommunikation läuft im nonverbalen Bereich ab. Das bedeutet, dass es nicht nur auf den Inhalt ankommt, sondern auch stark auf die Art und Weise, wie etwas ausgedrückt wird. Stimme und Körpersprache haben große Auswirkungen auf den Gesprächspartner. Mit Gestik, Mimik, Tonfall, auch mit Hilfe von Husten und Räuspern, geben wir unsere Befindlichkeit und unsere Absicht preis.

Mit Dschibberisch kann der Sprechende alle Emotionen ausdrücken. Deutlich ist zu erkennen, ob er wütend, freundlich oder nachdenklich ist. Fehlen Worte, um Gefühlen Ausdruck geben zu können, kann man mit Dschibberisch experimentieren und sich spielerisch Luft verschaffen. Sämtliche Botschaften lassen sich mit Dschibberisch transportieren. Vielleicht sollten wichtige Gespräch auf diese Weise geführt werden.

Dschibberisch sagt alles

Wirkung	Reduziert Hemmschwellen Inneres Kind erwecken Verständigung über Sprachgrenzen hinaus
Ausführung	**Zu zweit** Beide verständigen sich mittels Dschibberisch Spielleiter gibt den Paaren ihr Thema: Streiten – versöhnen Heiratsantrag: Mann macht Frau den Antrag (dann Rollentausch) Liebeserklärung Wetterbericht Essen bestellen Witz erzählen / usw.
Variante 1	Gruppe auf einem Markt in Marokko
Variante 2	Dolmetscher Ein Teilnehmer redet auf Dschibberisch Ein anderer Teilnehmer ist der Dolmetscher und übersetzt den sprachlichen Nonsens

Lächeln und Lachen vom Anfang bis zum Ende

„Wenn dem Menschen am Ende seines Lebens
ein Lächeln übrig bleibt,
so ist das ein sehr anständiger Reingewinn."
Horst Wolfram Geißler

Jedes Baby lächelt bereits, nachdem es ein paar Wochen auf der Welt ist. Und ein paar Monate später lacht es uns auch bewusst an. Dann kommt es darauf an, wie das Leben dieses Erdenbürgers weiter verläuft. Kann er sein Lächeln und Lachen kultivieren oder rauben ihm die Lebensumstände beides? Wie stark ist die Resilienz, um sich das offene Lachen und Lächeln wieder anzueignen? Zum Glück kann Lachen tatsächlich reanimiert werden. Das habe ich selber bei mir erfahren, als nach dem Tod meiner besten Freundin mein Lachen komplett weg war. Dank Lachyoga wurde es schließlich wieder zum Leben erweckt. Lachen als Lebensbegleiter, bis zum Ende. Wie schreibt mein Lach-Kollege Harald-Alexander Korp (2014) in seinem gleichnamigen Buch so schön: *„Am Ende ist nicht Schluss mit lustig.“* Eine Frau die schon den Anschein machte, am nächsten Tag zu sterben, meinte in diesem Zusammenhang: *„Können wir den Tod nicht einfach abbestellen?!“* Das Leben hört nicht auf komisch zu sein, nur weil es zu Ende geht.

Und auch das Lächeln bleibt bis zum Schluss. Da schließt sich der Kreis. Am Lebensanfang gibt es zuerst das Lächeln, danach kommt die Sprache. Am Lebensende verabschiedet sich bei vielen Menschen die Sprache, doch das Lächeln bleibt ihnen erhalten. So können Sterbende oft nicht mehr reden. Sie sind aber immer noch in der Lage, uns noch ein Lächeln zu schenken.

Als ich meine Mutter in ihren letzten zehn Lebenstagen begleitet habe, freute ich mich über jedes Lächeln von ihr. Zwei Tage waren ihre Augen geschlossen, doch als sie diese dann plötzlich öffnete und mich anlächelte, spürte ich deutlich wie nie zuvor: *Die Augen sind das Tor zur Seele.* Denn es war, als hätten wir uns ganz tief in unsere beiden Seelen geschaut. Ohne Worte – unglaublich intensiv. Im gemeinsamen Lächeln findet Begegnung statt.

Lachen und Lächeln – aus der traditionellen chinesischen Medizin betrachtet – sind Ausdruck von Herzenergie. So ist Lächeln und Lachen eine Begegnung von Herz zu Herz. Deshalb heißt es wohl auch, dass wir uns „ein herzliches Lachen“ schenken und „von Herzen lachen“.

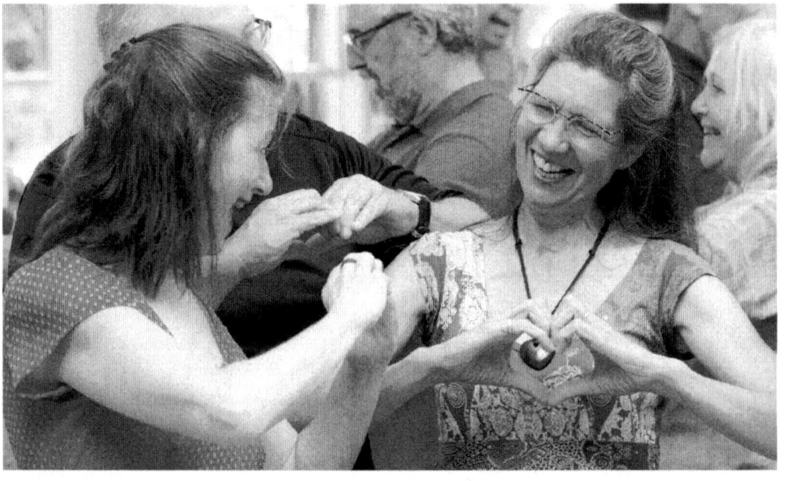

Abb. 9: Drei Herze-Lachen. Foto: Egbert Griebeling

Lachen aus dem Ärmel schütteln

Wirkung	Lachreserven haben Lachen verschenken Stimmungswandel
Ausführung	Schüttle dir aus deinem rechten Ärmel Lacher – *„Hahahaha“* ▪ aus deinem linken Ärmel – *„Hohoho“* ▪ aus deinem Hosenbeinen Lacher – *„Hihihi“* ▪ aus deinem ganzen Körper Lacher – ▪ *„Hoho-haha-hihi-hehe-ha-ho“* Sammle die tollsten Lacher und stecke sie dir als Lach-Proviant in deine Hosentaschen.

Ausführung	▪ Wenn du im Laufe des Tages eine Aufheiterung brauchst, hol' dir einen Lacher aus deiner Tasche – öffne deine Hand, der Lacher lacht los und du lachst mit!
Variante 1	Verschenk einen deiner Lacher an jemanden der es gerade gut gebrauchen kann
Variante 2	Sammle viele Lacher in einem kleinen Sack – zubinden und schon hast du einen Lachsack! ▪ Mit dem zugebundenen, lachenden Sack lachend rumhüpfen

Die doppelsinnige Funktion des Lachens

Das Lachen besitzt ein Doppelgesicht: Es vermag Menschen – in einer von Heiterkeit und Lebensfreude erfüllten Atmosphäre – sowohl miteinander zu verbinden (= Kohäsion) wie sie sozial auch auszuschließen (= Exklusion). Von einem ausschließenden Hohnlachen können einzelne Individuen betroffen sein, die von einer Lachgemeinschaft verspottet werden (vgl. Röcke & Velten 2005). Oder es betrifft auch ganze Gruppen. Irenäus Eibl-Eibesfeldt (1967, 40) schreibt:

„Außerhalb der Gruppe Stehende berührt ein solches Lachen eher unangenehm, ja wenn es den Charakter des Auslachens trägt, wirkt es ausgesprochen aggressiv, herausfordernd. Lachen scheint in seiner ursprünglichen Funktion gegen Dritte zu verbinden.“

Damit erfüllt das Lachen zwei Funktionen: Dem Außenstehenden, Gruppenfremden gegenüber sollte es schon in grauer Vorzeit überlegenen Hohn signalisieren. Damit entsprach es einem bedrohlichen Triumphgeschrei. Innerhalb der eigenen Bezugsgruppe bewirkt ein gemeinsames Lachen jedoch das Gegenteil. Es bewirkt eine lustvolle Spannungslösung und signalisiert Harmonie und Verbundenheit. Das war schon in prähistorischen Zeiten der Fall, nachdem eine gemeinsame Aufgabe gemeistert wurde bzw. eine äußere Bedrohung erfolgreich abgewehrt werden konnte. Robert Provine (1996, 40) schreibt:

„Lachen ist nicht allein die rein egozentrische Äußerung einer Emotion, sondern ein ausgesprochen soziales Signal. Menschen lachen in sozialen Situationen 30 Mal mehr, als wenn sie allein sind.“

Lachen als Mittel der Kommunikation

Verhaltensforscher vermuten, dass das Lachen – wie das Weinen und das Schreien – eine ganz archaische Form der Mitteilung ist. Lachen ist, statistisch gesehen, in erster Linie ein Mittel der Kommunikation: Mehr als 80 Prozent der sogenannten Lachkommunikation kommen ohne strukturierten Humor bzw. pointierte Witze aus (Provine 1996, 2000). Durch Lachen werden zum Beispiel Informationen über den eigenen Gefühlszustand signalisiert: Wer lacht, fühlt sich gut und selbstsicher und zeigt unverkennbar an, dass er oder sie sich lustvoll (und auch belustigt) über alle Hemmnisse des Lebens hinwegsetzt. Damit ist Lachen nicht zuletzt eine Kommunikation über die eigene Stärke!

Diese kommunikative Bedeutung des Lachens führt, wie wir bereits sahen, an die Wurzeln der Menschheitsentwicklung. Denn in einer Zeit, als sich der Frühmensch noch nicht sprachlich äußern konnte, diente sein Lachen ganz allgemein der Signalisierung einer positiven Nachricht. Dadurch wurde das Zusammengehörigkeitsgefühl in der Bezugsgruppe unmittelbar gestärkt. Auch heute besitzt das Lachen diese gruppenstärkende Signalfunktion. Wenn Menschen zusammen lachen, fühlen sie sich gegenüber den Gefahren des Lebens gefeit. Sie spüren ganz unmittelbar, wie ihre eigene Lebenskraft in das gemeinsame Gruppenerleben einfließt. Und sie brauchen sich dabei nicht um das zu kümmern, was „richtig" oder „falsch" ist. Der normative Zwang des Gewissens wird dabei buchstäblich weggelacht. Das hat auch eine therapeutische Bedeutung. Denn das gemeinsame Lachen immunisiert gegen die Gelotophobie, die Angst vor dem Auslachen (vgl. S. 157) Im gemeinsamen Lachen erlebt sich der einzelne nicht als Opfer. Er oder sie erfährt ganz im Gegenteil uneingeschränkte Selbstbestätigung.

Die Funktion kommunikativen Lachens

Lachen kann als Indikator von Sympathie oder Antipathie genutzt werden. Dazu ein Beispiel: Vor einem Bus schließen sich einander unbekannte Menschen zu einer Reisegruppe zusammen. Die kommenden zehn Tage werden sie miteinander viele Stunden im Bus verbringen. Sie werden sich zusammen Sehenswürdigkeiten ansehen und danach in einem Hotel gemeinsam zu Abend essen. Doch jetzt geht es zunächst darum, einen ersten Kontakt herzustellen. Dabei muss natürlich ein kommunikatives Angebot gemacht werden, das auf die anderen möglichst vorteilhaft wirken soll. Und dazu eignet sich natürlich ein nettes Lachen am besten! Das genau ist der Grund, weshalb am Anfang einer gemeinsamen Reise häufiger gelacht wird als an ihrem Ende. Schon in den ersten Minuten wird auf diese Weise sondiert, wer sich innerhalb der Gruppe am sympathischsten ist. Diese Lachkommunikation hat den Vorteil, dass Gefühle nicht in Worte gefasst werden, weshalb sich niemand direkt zurückgewiesen fühlen muss.

Dementsprechend beurteilen Kommunikationswissenschaftler das Lachen als sozialen „Eisbrecher". Dieses kommunikative Lachen dient vornehmlich dem Zweck, Spannungen oder aggressive Tendenzen bei den Zuhörern zu „puffern". Aktive Sprecher lachen um fast 50% mehr als die Zuhörer. Und Frauen lachen dabei erkennbar lauter – und deutlich mehr – als Männer (Provine, 1996, 45).

Eines der wichtigsten Kennzeichen kommunikativen Lachens ist dessen Positionierung im Verlauf der Konversation. Durch Variieren verschiedener Ausdrucksmittel (z.B. Lautstärke, Anzahl der Lachlaute, Stimmmelodie, Lachatmung und -rhythmus, Dauer des Lachens) wird eine indirekte Botschaft übermittelt. Grundsätzlich wird dabei am Ende eines Satzes gelacht. Robert Provine (1996) betont, dass das kommunikative Lachen weitgehend unabhängig von strukturierten Humorvorgaben (z.B. Witze, Schwänke, Comedy-Elemente) ist. Er schreibt:

„Weniger als 20% des von uns untersuchten (kommunikativen) Lachens können als Reaktion auf formales Humormaterial abgesehen werden. In den meisten Fällen wurde als Reaktion auf solche banalen Bemerkungen gelacht: ‚Guck, da ist André!', ‚Sind Sie sicher?' Oder: ‚Es war schön, Sie kennen gelernt zu haben!'"

Die Kommunikationsforscherin Ruth Groth (1992) beschreibt verschiedene Formen kommunikativen Lachens: Mit dem ablehnenden Dissens-Lachen teilen die Zuhörer dem Redner mit, dass sie anderer Meinung sind. Das provokante Topping-Lachen dient zur Imagebewahrung für den Angreifenden und als Imagebedrohung für den Angegriffenen. Das ausgleichende, höfliche Beziehungs-

Lachen puffert bzw. relativiert mögliche Konflikte auf der verbalen Ebene der Kommunikation ab. Damit wird ein Konsens innerhalb der sozialen Beziehung erreicht.

Lachen bringt auch Statuspositionen zum Ausdruck, wie das folgende Beispiel zeigt: Ein Chef macht einen Witz vor einem seiner Angestellten. Nachdem er diese zu Ende erzählt hat, lacht der Boss lauthals. Der Angestellte beginnt ebenfalls zu lachen, obwohl er den Witz nicht besonders lustig findet. Es war also nicht der Witz, der den Angestellten zum Lachen brachte, sondern die Machtposition seines Chefs. Nur aus diesem Grunde entschied er sich zum Mitlachen: Dadurch versucht der statusniedere Angestellte den Chef in seiner überlegenen Position zu bestätigen, um keine negativen Konsequenzen befürchten zu müssen. Über dieses Lachen verständigen sich unterschiedliche Sozialpartner über die Rollen und Statuszuweisungen, die in ihrem beruflichen Alltag bestimmend sind. Lachforscher konnten in diesem Zusammenhang ermitteln, dass der Vorgesetzte eher laut und ungehemmt lacht, während die Untergebenen auf dessen Lachen eher verhalten reagieren. Daraus entstehen Witze wie dieser:

- Der Chef macht einen Witz. Alle lachen, nur Willi nicht. Seine Kollegen stutzen und fragen ihn was los sei. Er antwortet: „Ich habe gestern gekündigt."

Echtes Lachen als Gegenkraft zur Scham

Echtes Lachen ist ein unverkennbarer Ausdruck des unverletzten „Kindes in uns": Es ist die Äußerung einer ursprünglichen Lebenskraft, die allerdings im Laufe der Sozialisation durch verschiedene beschämende Erlebnisse gehemmt oder sogar verschüttet werden kann. Als Folge kann der betreffende Mensch auch seine vitale Schwungkraft mehr oder weniger verlieren. Und zuweilen kann es sogar zu einer regelrechten leib-seelischen Erstarrung kommen. Ein echtes Lachen ist in diesem Zustand nicht mehr möglich. Und wenn der betreffende Mensch sich dennoch ein Lachen abzwingen will, wirkt dieses künstlich, „irgendwie komisch", vielleicht auch gequält. Ein solches Lachen kommt nicht aus dem Bauch, sondern aus dem Kopf – wird also vom Verstand gesteuert.

In einem wirklich echten Lachen verliert der Verstand aber seine Kontrollfunktion. Echtes Lachen baut sich wie von selbst aus, es entsteht spontan, um dann einen eigenen Weg zu finden, der keinerlei Regeln folgt. Dieses anarchische Lachen setzt sich über die Barrieren des Verstands hemmungslos hinweg. So ist es im eigentlichen Sinne „unverschämt". Dabei geht der betreffende Mensch unbewusst auf eine funktionale Stufe zurück, die für ein unbeschwertes Kleinkind bestimmend ist. Im echten Lachen verselbstständigt sich also der Körper und die dort vorherrschende Affektlogik[2] übernimmt die Regie.

Dabei wird eine lebenslang eingeübte Selbstkontrolle dermaßen außer Kraft gesetzt, dass manche Körperfunktionen regelrecht entgleisen: So können Tränen fließen, und man macht sich gelegentlich sogar in die Hose! Es kommt zu krampfartigen Muskelzuckungen, die besonders im Bauchbereich schmerzhaft sein können. Der geregelte Atemfluss wird unterbrochen, so dass viel mehr Luft eingeatmet wird als im Normalzustand. Die Stimmbänder werden intensiv zum Schwingen gebracht, woraus sich jenes Wiehern und Brüllen ergibt, das man als „schallendes Gelächter" bezeichnet. Das dauert aber in aller Regel nicht lange: Über kurz oder lang ist dieses archaische physiologische Gewitter verflogen, und der Verstand des Erwachsenen darf den Körper wieder kontrollieren.

Dieses vom Verstand nicht kontrollierte Lachen ist der Gegenspieler der Scham, die letztlich der Endzustand einer übermäßigen Selbstkontrolle ist. Scham ist das Gefühl, das immer dann aufkommt, wenn sich ein Mensch als „komisches Objekt" kritisch bewertet fühlt. Sobald dies mit einem spöttisch lachenden Gesicht einhergeht, entsteht unweigerlich ein schädlicher Stress, der den Körper verkrampfen lässt und das Selbstgefühl niederdrückt. Diese Anspannung ist implosiv, also nach innen gerichtet. Sie geht mit deprimierenden Gefühlen einher, die eine emotionale Abwärtsspi-

---

[2] Man geht in der Forschung davon aus, dass beim Lachen das so genannte Bauchhirn durch die Kontraktion des Zwerchfells stimuliert wird. Daraus ergibt sich wiederum eine Aktivierung auf einer ganz elementar intuitiven Ebene, auf der man nicht in rationalen Kategorien und Begriffen denkt.

rale auslösen. So haben die Betroffenen tatsächlich nichts zu lachen!

Ganz anders empfindet ein Mensch, der von Selbstvertrauen, Lebensfreude und Optimismus erfüllt ist: Er oder sie braucht sich vor den Anderen nicht weg zu ducken. Ganz im Gegenteil wird sich ein solcher Mensch durch ein offenes Lachen offensiv und „unverschämt" dem Leben öffnen. In seinem Lachen entbindet sich die Kraft und Stärke des eigenen Körpers ganz ungehemmt. Dabei erfährt der so Lachende eine Selbstmächtigkeit, die eine kraftvolle Aufwärtsspirale in Gang gesetzt wird.

Paradoxer Weise gibt es aber eine Verbindung zwischen der selbstschädigenden Scham und dem selbstmächtigen Lachen. Physiologisch gesehen, werden wir nämlich beides Mal unwillkürlich von starken Gefühlen geradezu überwältigt. Es ist ebenso schwierig, einem Ausbruch von Scham entgegenzusteuern, wie es unmöglich ist, einen Lachanfall willentlich zu unterdrücken (Karasev 1996). Die Willenskraft ist in beiden Fällen aber außer Kraft gesetzt, denn es ist faktisch unmöglich, die körperlichen Auswirkungen einer Schamattacke zu verbergen oder einen akuten Lachanfall unter Kontrolle zu halten. Beides Mal kommt es also zu einer affektiven Entgleisung.

Kontrolle über Bord werfen

„Lachen ist eine Dusche
für unsere Seele."
Silvia Rößler

Kennst du das? Du lachst mit Freunden in der Öffentlichkeit und als es ganz laut und ausgelassen wird, wirfst du einen suchenden Blick in die Ferne und sagst: *„Hoffentlich hat uns jetzt niemand gesehen!"* Selbst im Lachclub, wo wir uns doch unter Gleichgesinnten befinden, kommt häufig die Aussage: *„Wenn uns jetzt jemand sehen würde!"* Oder: *„Wenn das mein Mann sehen würde."* Wie geht denn so ein Satz weiter? Vielleicht: *„Dann würde er uns für verrückt erklären!"* Oder: *„Dann würde er an unserem Verstand zweifeln."*

Kein Wunder, dass wir in einer solchen Situation damit beginnen, uns zu kontrollieren, um nicht allzu ausgelassen zu lachen. Wer will schon als verrückt hingestellt werden oder als zu kindisch und albern? Eben als nicht seriös genug. Jeder möchte ernst genommen werden und fürchtet um diese Wertschätzung, wenn er sich allzu ausgelassen zeigt.

Mir selbst ist schon so manches Mal in meinem Leben das Lachen im Hals stecken geblieben. Wiederholt hatte ich zum Beispiel Arbeitgeber, die meinten, ich würde ihnen zu viel und zu laut lachen. Lachend könne man doch nicht gut arbeiten! Gesundes Selbstbewusstsein ist da gefragt und die Kunst, „über sich selber lachen zu können". Körperliche Befindlichkeitshinweise alarmierten mich schließlich, dass eine solche Arbeitsatmosphäre sehr ungesund für mich war. Daraufhin habe ich meinen Arbeitgeber gewechselt. An einem Arbeitsplatz, wo ich nicht lachen darf, kann und will ich nicht arbeiten.

Inzwischen habe ich meine eigene Praxis, die ich entsprechend gestaltet habe. Statt „krank" stelle ich „gesund" in den Vordergrund. Mit Cartoons und Witze-Büchern im Wartebereich und heiteren Bildern und Sprüchen an der Pinnwand lade ich zur gemeinsamen Heiterkeit ein. In meiner Praxis darf gelacht werden. Lachen ist gesund.

Wir kontrollieren uns beim Lachen besonders dann, wenn wir in der Öffentlichkeit lachen. Da entstehen rasch Hemmungen im Gefühl, von ernsten Zeitgenossen kritisch beobachtet zu werden. In der freien Natur könnte es ja in der Tat geschehen, dass Spaziergänger unterwegs sind, die unser Gelächter vernehmen und Anstoß nehmen könnten. Aber auch wenn niemand schaut, fühlt man unsichtbare Augen auf sich ruhen. Natürlich gibt es einen Ausweg aus diesem Dilemma: Sobald Teilnehmer einer lachenden Gruppe einen realen Zuschauer entdecken, könnten sie einfach die kontrollierende Rolle tauschen, indem sie auf den Zuschauer zeigen und laut rufen: *„Schaut mal, wie der guckt!"* Dadurch kommt es sofort zu einer Umkehr der Perspektiven. Nun sind nicht wir es, die lächerlich wirken könnten, sondern diejenigen, die uns mit ernstem Gesicht beobachten: Sie haben nun unter dieser Voraussetzung tatsächlich nichts mehr zu lachen! Das ist aber nicht Sinn und Zweck von Lachyoga. Wir möchten miteinander lachen und nicht hämisch über den Außenstehenden. Auch gilt es, dich unabhängig zu machen von der Kritik der anderen. Hol' dir also den zunächst unbeteiligten Spaziergänger lieber mit ins Boot und lache *zusammen* mit ihm!

Bei meinen Lach-Meditation-Spaziergängen machen wir es so, dass wir Fußgänger, Radfahrer, Jogger, Familien mit Kinderwagen – alle mit einbeziehen. Zum Beispiel rufen wir ihnen entgegen: *„Wir schenken Ihnen ein Lachen."* Dabei werfen wir den Passanten Lacher zu oder lassen sie in den Genuss der Lachdusche kommen. Jogger fordern manchmal lachend noch mehr Applaus ein, so als würden sie im Ziel bejubelt; Kinder wollen gerne nochmal durch unsere Lachdusche. Bei der Übung *„Kleiner Hobbit"* darf jeder sein Lieblingsessen sagen. Beim gemeinsamen Verspeisen, als wir über unsere Bäuche strichen und voller Genuss *„Scho-ko-la-deeee"* und *„Va-ni-lle-pu-dding"* verspeisten, kam ein Herr vorbei. Er spazierte durch unsere Kreismitte und sagte lachend: *„Biiiiiier"*. Er hatte alle Lacher auf seiner Seite.

Kleiner Hobbit

Wirkung	Sensibilisiert die Sinne Steigert die Genussfähigkeit Fördert die Gemeinschaft
Ausführung	• Ein Teilnehmer nennt seine Lieblingsspeise, z. B. Schoooo – koooo– laaaa – deeeee • Alle sprechen dieses Wort nun gemeinsam und lassen sich sowohl das Wort bzw. die damit verbundende Speise dabei genüsslich auf der Zunge zergehen • mit den Händen zusätzlich genussvoll über den Bauch streichen • nacheinander ist der nächste Teilnehmer dran: Eeeeerd – beeeeeer – kuuuuuu - chen Sauuuuu – reeee Guuuuuuur – ken Ein bunter Speiseplan entsteht. • Jede Speise mit zwei Durchgängen.
Anmerkung	Der kleine Hobbit ist ein Geniesser. Also weg vom schnellen Essen – hin zum sinnigen Genuss.

Wenn uns interessierte Passanten fragen, was wir denn da tun, entschuldigen wir uns keineswegs für unsere Albernheiten. Vielmehr vermitteln wir unsere Freude daran, ausgelassen zu sein wie die Kinder. Den kindlichen Spaß genießen und souverän antworten wie ein Erwachsener. Zum Beispiel: *„Wir machen Lachyoga. Wir nehmen den Spaß sehr ernst.“*

Besonders spannend, was „Kontrolle über Bord werfen“ betrifft, war meine Challenge: *„Lachyoga in der Stadtbahn“*. Erwinlive fragte mich, ob ich die Menschen in der Stadtbahn Bielefeld zum Lachen bringen könnte. Ich dachte an die Videos, die es über Lachen in der U-Bahn gibt (S. 58) und nahm die Herausforderung an. Als wir in die erste Bahn einstiegen, kamen mir echte Zweifel, wie das gelingen sollte. Die Menschen saßen vereinzelt und weit voneinander entfernt da. Jeder, wirklich jeder, hatte Ohrstöpsel und blickte nach unten. Die ansteckende Wirkung von Lachen erfolgt durch die Spiegelneuronen. Also über das Hören und den Blickkontakt. Wie sollte das jetzt gehen?

Wir ließen uns jedoch nicht so leicht verschrecken und stiegen in die nächste Bahn. Da wurde es schon besser und es steigerte sich immer mehr. Es war schon ein spezielles Gefühl, mitten in der Bahn, zwischen völlig Fremden, einfach loszulachen und trotz neugieriger und irritierter Blicke weiterzulachen. Interessant war auch, wie die Anwesenheit der Kamera sofort eine Distanzierung zur Folge hatte. Mit der kleineren, nicht so offensiven Kamera wurde es dann besser. Etliche Fahrgäste der Straßenbahn gaben allerdings an, dass sie nicht in dem Video gezeigt werden wollten. Schade. Es waren so schöne Situationen dabei. Dieses besondere Erlebnis kannst du dir bei YouTube anschauen „Erwinlive, Folge 33, *Lachyoga in der Stadtbahn.“*

Hemmschwelle lachen

Wirkung	Selbstverständlicher grundlos lachen Senkung der Lach-Kontrolle Lösen von alten Mustern Erweckt das innere Kind

Ausführung	Im Stand oder Sitzen ▪ Zeige mit deinen Händen die Hemmschwelle deines Lachens an ▪ Zuerst beide Handflächen unterhalb deiner Augen halten, sodass du gerade so darüber schauen kannst ▪ Die Hemmschwelle immer tiefer drücken, so dass du mehr darüber schauen kannst ▪ Soweit unterschieben, wie es dir möglich ist ▪ Entsprechend der Hemmschwelle kichern oder lachen

Bei einem meiner Ausbildungsseminare in Lachyoga nahm eine Engländerin teil. Engländer haben einen speziellen Humor, den ich persönlich sehr mag. Die Teilnehmerin begann plötzlich sehr ulkig herumzulaufen und wir hielten uns alle die Bäuche vor Lachen. Sie erzählte später, dass sie und ihr Mann sich des Öfteren den Spaß erlauben, so spazieren zu gehen. Auf meine Frage: *„Wie bist du denn auf diese Idee gekommen?“* verwies sie mich auf Monty Python. Bei YouTube kannst du dir diesen Spaß anschauen, der als *„Silly Walk“* und *„Ministry of Silly Walk“* bezeichnet wird. Es ist einfach köstlich. Über diesen Humor kann ich stets von neuem lachen. Diese Herren beherrschen die Kunst, sich würdevoll lächerlich zu machen. Alle Achtung. Es gilt also, mutig voranzugehen. Wir müssen uns einfach trauen. Dazu gibt es diesen Spruch: *„Mit ein wenig Mut kann man sein, wer man möchte. Mit noch mehr Mut, kann man sogar sein, wer man ist!“*

Silly Walk (*inspiriert von Monty Python*)

Wirkung	Senkung der Lach-Kontrolle Spaß am Unsinn Fördert die Kreativität Lösen von alten Mustern Erweckt das innere Kind

Ausführung	**Gruppe** auf einer festgelegten Wegstrecke gehen alle Teilnehmer in den unglaublichsten Gangarten - alles erlaubt - freudiges Ausprobieren ist erwünscht **Zu zweit** Beide gehen nebeneinander, als würden sie „normal“ spazieren gehen, dabei aber neue Gangarten ausführen **Allein** wenn du dir mal einen ganz ver-rückten Spaß machen möchtest, dann kannst du ganz hemmungslos auch alleine „Silly Walken.“

Lachen als Mittel der Beschämung

Antike Philosophen kamen zu der Erkenntnis, dass es in erster Linie die Wahrnehmung von hässlichen Erscheinungsweisen eines anderen Menschen, also dessen Defekten und Deformierungen ist, die uns zum Lachen anregt. Diese so genannte Degradationstheorie, auf die wir im nächsten Kapitel noch ausführlicher eingehen werden, blieb bis in die Neuzeit von großer Bedeutung. So ging der Universalgelehrte Thomas Hobbes (1981, 45) im 17. Jahrhundert davon aus, dass das Erleben eines „plötzlichen Triumphes“ über einen als minderwertig wahrgenommenen Menschen sich unweigerlich im Lachen äußern würde.

Diese Sichtweise blieb bis ins 20. Jahrhundert hinein aktuell, wobei die Bedeutung der Aggressivität ausdrücklich hervorgehoben wurde. So schrieb Gregory (1924, 40):

„Das Gelächter, das mit dem Menschen aus dem Nebel der Antike auftaucht, scheint einen Dolch in der Hand zu halten. Es gibt in der Literatur der Antike über das Lachen so viele Beispiele für brutalen Triumph, Verachtung und Fußtritte gegen den Besiegten, dass wir annehmen dürfen, dass das ursprüngliche Lachen ausschließlich aggressiv gewesen ist“.

Unterstützt wird diese Sichtweise durch verschiedene verhaltensbiologische Befunde. Schon frühe Lachforscher wie George W. Crile (1916) oder Yves Delage (1919) sahen das Lachen als ein aggressives Instinktresiduum an. Entsprechend interpretierte Irenäus Eibl-Eibesfeldt (1967, 140) ein Lachen als eine ursprüngliche Drohgebärde. Aus einem aggressiven Zähnefletschen habe sich allmählich ein „ritualisiertes Zubeißen“ entwickelt, also eine aggressiv entschärfte Drohgebärde. Eibl-Eibesfeldt schreibt:

„Die rhythmische Lautäußerung erinnert an ähnliche Lautäußerungen, mit denen viele Primaten einer Gruppe gemeinsam gegen einen Feind drohen (‚hassen'). Ein solches gemeinsames Drohen verbindet die Mitglieder einer Gruppe, und es fällt bei einer Untersuchung des Lachens auf, dass hier in ganz ähnlicher Weise zwischen Gruppenmitgliedern ein starkes Band geschaffen wird. Außerhalb der Gruppe Stehende berührt ein solches Lachen eher unangenehm, ja wenn es den Charakter des Auslachens trägt, wirkt es ausgesprochen aggressiv, herausfordernd. Lachen scheint in seiner ursprünglichen Funktion gegen Dritte zu verbinden. Beim Lächeln dagegen ist die aggressive Komponente durch das weniger ausgeprägte Zähne zeigen und den Wegfall der Lautäußerungen zur rein beschwichtigenden Kontaktgebärde geworden. Lächeln und Lachen haben eine gemeinsame Wurzel, scheinen jedoch in verschiedener Weise ritualisiert.“

Für Albert Rapp (1949) stellt die Aggression einen grundlegenden Instinkt im Leben des Menschen dar. Lachen ist für ihn eine Möglichkeit, diesen Instinkt zu äußern. Dadurch lässt sich eben jener Triumph verkünden, der sich nach siegreich beendigtem Kampfe einstellt. Die Beendigung eines so starken physischen Spannungszustandes löst sich, so Rapp, am unmittelbarsten in einem frenetischen Lachen auf. Dabei habe sich in Urzeiten das erlegte Tier bzw. der besiegte Gegner jeweils als ein „lächerliches Objekt“ präsentiert. Dieses Objekt nicht nur physisch, sondern auch ideell niederzumachen, habe zu einer Luststeigerung geführt. E. C. Hirsch (1985, 10) erläutert dies so:

„Das Lachen ist wie der Nachhall eines harten Kampfes. Der Körper zuckt, die Zähne sind gebleckt, der Atem geht schwer, die Stimme grunzt und schreit. Es mag wohl so sein, dass Lachen immer noch dazu da ist, den Sieg über einen äußeren Feind zu feiern; freilich ist das gewöhnlich kein äußerer Feind mehr, sondern irgendein innerer Gegner, das Gewissen vielleicht oder eine Hemmung, ein moralisches Verbot oder ein unterdrückter Hass. Was da festsaß, das schüttet man nun im Lachen aus; man sprudelt es mit dem Ausatmen weg.“

Avner Ziv (1984) bemerkt, dass die intellektuelle Form aggressiver Kriegsführung im Evolutionsprozess der Zivilisation allmählich an Stelle der physischen getreten sei. Statt Schläge auszuteilen sei es zunehmend zu einem verbalen Schlagabtausch gekommen. Doch die Regeln blieben die gleichen. Ein Beispiel bilden die Spottduelle der grönländischen Eskimos, die im nächsten Kapitel beschrieben werden.

Insbesondere in solchen Gesellschaften, deren Sozialisationsstil schamorientiert ist (vgl. Neckel 1992; Titze 2007), stellt das aggressive Verlachen auch eine wichtige Erziehungsmaßnahme dar. So drohen zum Beispiel Japaner ihren Kindern nach wie vor damit, andere Leute würden sie auslachen, wenn sie sich unehrenhaft verhalten sollten.

Die disziplinarische Funktion des Lachens

Der französische Philosoph und Soziologe Henri Bergson (2011) formulierte eine bedeutende Theorie des Lachens, die insgesamt die sozial nützlichen Effekte eines hämischen Lachens thematisiert. Danach erfüllt dieses Lachen eine disziplinarische – und damit sozial regulative Funktion. Bergson sah im (Aus-)Lachen (auch) ein Erziehungsmittel: Durch ein solches Lachen werden nämlich diejenigen bestraft, die sich – als komische Außenseiter – nicht in das Regelsystem der Gesellschaft fügen. Bergson (2011, 134) schreibt:

„Das Lachen ist ein Korrektiv und dazu da, jemanden zu demütigen. Infolgedessen muss es in der Person, der es gilt, eine peinliche Empfindung hervorrufen. Durch ihr Gelächter rächt sich die Gesellschaft für die Freiheiten, die man sich ihr gegenüber herausgenommen hat. Das Lachen würde seinen Zweck verfehlen, wenn es von Sympathie und Güte gekennzeichnet wäre.“

Als Folge dieser peinlichen „sozialen Feuertaufe“ müssten die Verlachten, so Bergson, eher motiviert sein, ihr komisches Anderssein, ihre soziale Devianz zu korrigieren, um sich an die normativen Erwartungen der Gesellschaft anzupassen. Michael Billig (2005, 117, 201) beschreibt, welche Bedeutung dieses disziplinarische Lachen schon in der Eltern-Kind-Beziehung hat:

„Erwachsene können Kindern beibringen, sich an erwünschte soziale Regeln anzupassen, indem sie diese verlachen. Dies ist ein höchst wirksames Erziehungsmittel. Auf diese Weise werden sowohl soziale Regeln als auch Praktiken des Verlachens über Generationen hinweg reproduziert.“

Auch im Erwachsenenleben spielt dieses disziplinarische (Aus-) Lachen eine wichtige Rolle, da es auf diejenigen abzielt, denen es an „Insider-Wissen“ fehlt. Ein Beispiel sind, wie wir bereits sahen, unerfahrene Auszubildende, die von älteren Kollegen „in den April geschickt werden“ (vgl. S. 149). In der entsprechenden Beschämung sieht Thomas Scheff (2000) die entscheidende emotionale Voraussetzung für die Festigung sozialer Bande. Der junge Mensch erhält nämlich die indirekte Botschaft: „*Wenn du dich nicht an die sozialen Regeln hältst, wirst du ausgelacht!*“

Glück und Lachen kommen in die Schule

„Bildung ist nicht das Befüllen von Fässern,
sondern das Entzünden von Flammen.“
Heraklit

Als mein Kind im Kindergarten war, hatte ich das Glück, dass Charmaine Liebertz, deutsche Erziehungswissenschaftlerin und Gründerin der *Gesellschaft für ganzheitliches Lernen*, für einen Vortrag eingeladen war. Sie hat wunderbare „Schatz-Bücher“ geschrieben und auch mich damit begeistert. Mit den Worten: *„Spielen, Lachen und Lernen bilden eine Einheit“* sprach sie mir schon damals aus dem Herzen (vgl. Liebertz 2013). Als ich dann Charmaine Liebertz persönlich kennenlernen durfte, habe ich gedacht: *„Ja, so kann Schule gehen.“* Anhand von Beispielen schilderte sie deutlich, wie der Lehrer die Kinder eher verängstigt und in ihrer Entwicklung ausbremst – oder wie er die Lernbereitschaft und das Sozialverhalten der Schüler fördern kann. Am deutlichsten sind bei mir bis heute die Bilder der schwarzen und weißen Flotten hängen geblieben. Erfrischend theatralisch hat sie zwei unterschiedliche Szenarien vorgespielt.

Schwarze Flotten: Sie kam als Lehrerin mit energischem Schritt, Tendenz aggressiv, ohne Begrüßung herein. Mit scharfem Ton forderte sie auf: „*Hefte auf den Tisch! Heute schreiben wir eine Arbeit über….*"

Weiße Flotten: Sie kam als Lehrerin sanftmütig und ohne Eile in die Klasse. Dann begrüßte sie die Kinder auf freundlich zugewandte Weise: „*Guten Morgen. Bevor wir mit der Arbeit beginnen, machen wir noch eine Atemübung. Dann legt bitte eure Hefte auf den Tisch. Und nun geht es los.*" Oder so ähnlich. Jedenfalls war sofort zu erkennen, wie unterschiedlich die Wirkung war. Damals fühlte ich mich in meine Grundschulklasse gebeamt und wusste genau, was sie gemeint hatte. Bei ihrer Schilderung der schwarzen Flotten hielt ich direkt die Luft an und spürte meine gesamte körperliche Anspannung. Unglaublich. Es ist eben alles in unseren Zellen gespeichert. Auch das. Wie schön, wenn es anders gehen kann. Entspannte Schüler lernen eindeutig besser. Ohne Angst ist das Erlernen von selbstbestimmten Lernen viel eher möglich. Welch wichtige Eigenschaft!

Wieder alles richtig gemacht!

Wirkung	Selbstbewusstsein stärken Loben lernen Bewusstsein entwickeln für Tadel und Loben
Ausführung	Schenke dir selbst Anerkennung Strecke deinen rechten Arm nach vorne – auf Schulterhöhe – und sage: „*Wieder…*" Strecke deinen linken Arm nach vorne und sage: „*alles…*"- Strecke deine rechte Hand auf die linke Schulter und sage: „*richtig…*" Strecke deine linke Hand auf die rechte Schulter und sage:„*gemacht!*" Klopfe mit beiden Händen lobend auf deine Schultern und lache freudig: „*Hahahahahahaha*"

Inzwischen gibt es sogar das Schulfach Glück. In Heidelberg, im Fritz-Schubert-Institut, besteht die Möglichkeit, sich als Lehrer für das Unterrichtsfach Glück ausbilden zu lassen. In meinem Podcast *Die Kraft des Lachens* habe ich in der Podcast-Folge #20 *Das Glück kommt in die Schule*, Henning Früh und Susanne Letmathe zu diesem Thema interviewt. Henning Früh, Autor des Buches: *Glück mit 18 – Startschuss in dein selbstbestimmtes Leben*, berichtet, wie er nach dem Abitur in eine *Early-Life-Crisis* gekommen war und danach zum Fritz-Schubert-Institut fand. Susanne Letmathe arbeitet als Grundschul-Lehrerin und weiß viel aus der Praxis zu berichten. Beide bringen gut rüber, welch wertvolle Inhalte in dieser Ausbildung stecken. Wertschätzung, Achtsamkeit, Selbstfindung, Loben, Entscheidung-Planung-Umsetzung, Stärken erkennen: *Wer bin ich? Was kann ich?* Auch Eigen- und Mitverantwortung stärken, spielt hier eine große Rolle. Das soziale Miteinander bekommt eine wohltuende Selbstverständlichkeit. Fremdwahrnehmung und Selbstwahrnehmung können abgestimmt werden. Den Schülern wird ermöglicht, ein Selbstbild zu entwickeln, welches sie stärkt.

Rucksack-Übung

Wirkung	Selbstwahrnehmung schärfen Fremdwahrnehmung schulen Selbstbewusstsein stärken Selbstbild entwickeln
Ausführung	▪ Jedes Kind hat eine Pappe auf seinem Rücken, wie einen Rucksack – mit Bändern versehen ▪ Jedes Kind hat einen Stift in der Hand ▪ Alle Kinder gehen durcheinander ▪ Jedes Kind schreibt den anderen Kinder etwas Positives auf deren Pappe, zum Beispiel: ▪ Was sie an dem Kind besonders mögen ▪ Was das Kind besonders gut kann

Glücksdusche

Wirkung	Selbstbewusstsein stärken Sich ausdrücken können Mut entwickeln zu Loben Lob annehmen können Balsam für die Seele
Ausführung	▪ Ein Kind darf in der Kreismitte sitzen ▪ Alle anderen Kinder sagen dem Kind der Reihe nach etwas Nettes, zum Beispiel: *„Ich freue mich, dass wir Freunde sind.“* *„Du bist ein toller Torwart.“* *„Du kannst super vorlesen.“*

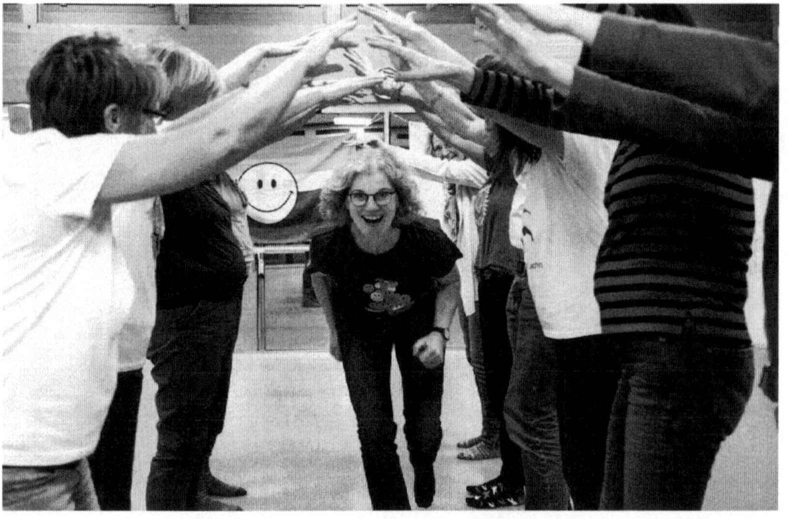

Abb. 10: Landdusche. Foto Nadja Jacke

Gesundes Selbstbewusstsein ist eine wunderbare Basis für alle Unwegsamkeiten des Lebens. Ein selbstbewusster Mensch kann sich besser gegen Verunsicherungen behaupten, deutlicher Stellung beziehen und sein eigenes Leben autonom gestalten. Der Focus liegt beim Glücksunterricht durchaus auf dem, was die Kinder können und nicht auf dem, was sie nicht können. Mit dem Bewusstsein *„Ich kann was“* traut man sich eher an das heran, was man noch nicht kann, wodurch der Lernprozess angeschoben wird. Der Umgang mit Frustration über Missgeschicke wird leichter, wenn du um deine Stärken weißt.

Ich kann alles

Wirkung	Reduziert das Gefühl „Ich kann nichts.“ Gibt Mut Neues auszuprobieren Alte Muster leichter verlassen Perspektivenwechsel Spielerischer Umgang mit Frustration
Ausführung	Deine rechte Schulter kurz hochziehen - dabei mit entsprechender Mimik und Tonfall sagen: *„Ich weiß nicht.“* Deine linke Schulter kurz hochziehen – dabei mit entsprechender Mimik und Tonfall sagen: *„Ich weiß nichts.“* Deinen rechten Arm beugen – Handteller nach oben drehen: *„Ich weiß gar nichts.“* Gebeugter linker Arm – Handteller nach oben drehen: *„Ich weiß überhaupt nichts.“* Dann freudig hochspringen – die Arme dabei hochwerfen und voller Überzeugung ausrufen: *„Aber ich kann alles!“*

Fehler zu machen ist ein sehr interessantes Thema. Fast jeder möchte *keinen* Fehler machen, sondern makellos und perfekt sein. Mindestens eine „Eins plus“ schreiben… Aber es heißt doch auch: Fehler sind dazu da, damit wir daraus lernen. Hört unser Lernen auf, ohne dass wir Fehler machen? Und wer legt eigentlich fest, was ein Fehler ist? Okay. Eins und eins ist zwei. Oder doch null Komma neun bis eins Komma eins? Die Wahrheit liegt in der Vereinbarung. Die gilt es dann auch zu respektieren und einzuhalten.

Sonst gibt es keine Verständigung. Aber es gibt viel Spielraum. Und der Umgang mit Fehlern kann auch sehr unterschiedlich sein.

Tadel, als Sanktion für begangene Fehler, den du dein Leben lang hörst – egal wie alt du bist? Oder die Bereitschaft zu sagen: *„Okay, lieber Fehler machen. Da habe ich doch glatt wieder eine kostbare Erfahrung machen dürfen."* Wünschenswert finde ich, dass wir uns die Fehler gegenseitig nicht vorhalten, sondern großzügig damit umgehen. Jeder macht Fehler, auch du und ich. Und das ist gut so, denn es ist ein Zeichen unserer Menschlichkeit. Der koreanische Videokünstler June Paik fand folgende Worte dafür: *„When too perfect, lieber Gott böse."* Also Ärmel hochkrempeln und *„Neues Spiel – neues Glück!"*

Vor langer Zeit – du siehst, wie es mich beeindruckt haben muss, denn ich weiß es noch wie heute – las ich in einem Buch: *„Wenn du hier einen Fehler finden solltest, dann kannst du ihn behalten."* Es erheitert mich jedes Mal aufs Neue, wenn ich daran denke. Sich nicht für den Fehler schämen, den man gemacht hat – der Autor hätte ihn eh nicht mehr ändern können –, sondern einen humorvollen Umgang damit pflegen: Mir gefällt das.

Fehler lachen

Wirkung	Über Fehler lachen können Alte Muster leichter verlassen Perspektivenwechsel Persönlichkeitsentwicklung
Ausführung	Deinen rechten Arm beugen – Handteller nach oben drehen und sagen: *„Das sind deine Fehler."* Deinen linken Arm beugen – Handteller nach oben drehen und sagen: *„Das sind meine Fehler."* Deine rechte Hand auf den höchsten Punkt deines Kopfes legen und sagen: *„Ich lerne von deinen Fehlern."* Deine linke Hand auf deine rechte Hand legen und sagen: *„Ich lerne von meinen Fehlern."* Beide Hände kreisen auf deinem Kopf: *„Hahahahahahaha"* Herzhaft darüber lachen.

Bildung ist sehr wichtig. Sie macht unsere Selbstbestimmtheit und Weiterentwicklung erst möglich. Aber muss sie deshalb zwingend ernsthaft vermittelt werden? Ich möchte dazu ermuntern, mehr Humor und Lachen in den Unterricht zu integrieren. Wenn Kinder zappelig werden, empfehle ich, sie nicht als erstes zu tadeln. Die Hirnforscher wissen doch, dass wir uns keine Unterrichtseinheit von 45 Minuten durchgehend gut konzentrieren können. Kinder zum Weiterlernen zu zwingen, wenn sie gerade dabei sind abzubauen, macht wenig Sinn. Empfehlenswert wäre dann: Fenster auf, gut lüften und – lachen. Heitere Atem- und Dehnübungen und mindestens eine Lachyoga-Übung anzuleiten wäre in diesem Fall sehr effektvoll. Das Gehirn verbraucht 25% unserer Sauerstoffversorgung. Also ist es gerade beim Lernen unbedingt wichtig, für Sauerstoffanreicherung zu sorgen. Kinder wie Lehrer werden durch Lach- und Atem-Übungen besser mit Sauerstoff versorgt, das Gehirn ist wieder frisch und die damit verbundene Konzentration ist wieder gegeben. Konzentriertes und damit entspanntes Lernen wird wieder möglich. Ein Gewinn für Lehrer und Schüler.

Lachen platzt raus

Wirkung	Spannungsabbau Vertiefte Atmung Verbesserte Konzentration Erhöhte Sauerstoffversorgung für Köper und Gehirn
Ausführung	▪ Strecke deine Arme in Schulterhöhe nach vorne – deine Hände sind geöffnet – dabei deinen Atem ausströmen lassen ▪ Fauste deine Hände – deine Arme gebeugt zum Körper heranziehen – Ellenbogen neben deinem Brustkorb und dabei genussvoll einatmen ▪ Beide Arme wieder nach vorne strecken – Hände öffnen und dabei genussvoll den Atem ausströmen lassen ▪ Diesen Ablauf noch einmal genauso wiederholen

Ausführung	Beim dritten Mal: ▪ Beide Arme in Schulterhöhe nach vorne strecken – Hände geöffnet – dabei den Atem ausströmen lassen ▪ Beide Hände fausten – Arme gebeugt zum Körper heranziehen – dabei Einatmen und ▪ Nun halte deinen Atem an – halten – halten – halten ▪ Dann strecke plötzlich deine Arme nach vorne – Hände dabei öffnen ▪ Lass dabei den Atem und das Lachen herzerfrischend herausplatzen
Variante	Während das Lachen und der Atem herausplatzen, kannst du mit den Händen auf deine Oberschenkel klatschen und dich im Kreis herumdrehen

Glückliche Lehrer, glückliche Schüler – welch wunderbare Vorstellung. Das darf noch mehr ausgebaut werden. Bereits in den fünfziger Jahren verlangte Erich Kästner die Einführung des Unterrichtsfaches „Lachkunde". Seiner Meinung nach sollten die Kinder mehr zur inneren Heiterkeit erzogen werden, statt ein Leben lang mit „Dackelfalten der Probleme auf der Stirn herumzurennen". (nach Kirchmayr 2009, 18)

Bei seiner Ansprache für Schulanfänger gab Erich Kästner (2016) den jungen Leuten so einiges mit auf deren weiteren Weg:

„Damit wären wir schon beim wichtigsten Rat angelangt, den ihr euch einprägen solltet: Lasst euch die Kindheit nicht austreiben! Schaut, die meisten Menschen legen ihre Kindheit ab wie einen alten Hut. Sie vergessen sie wie eine Telefonnummer, die nicht mehr gilt. Früher waren sie Kinder, dann wurden sie Erwachsene, aber was sind sie nun?

Nur wer erwachsen wird und Kind bleibt, ist ein Mensch. Der Lehrer weiß nicht alles, und er kann nicht alles wissen. Wenn er trotzdem allwissend tut, so seht es ihm nach, aber glaubt es ihm nicht! Gibt er hingegen zu, dass er nicht alles weiß, dann liebt ihn! Denn dann verdient er eure Liebe. Und noch eines: Der Lehrer ist kein Zauberkünstler, sondern ein Gärtner. Er kann und wird euch hegen und pflegen. Wachsen müsst ihr selber!

Das Komische als Gegenstand des Lachens

Was lässt einen Menschen komisch erscheinen? Die Philosophen sind sich in dieser Hinsicht seit Jahrhunderten darüber einig, dass es der logische und moralische Kontrast zwischen bestimmten Sachverhalten ist, der komisch wirkt und damit zum Lachen anregt. So schrieb zum Beispiel der Philosoph Immanuel Kant ([1790] 1976, 276): *„Es muss in allem, was ein lebhaftes, erschütterndes Lachen anregen soll, etwas Widersinniges sein."* Diese Aussage folgt der häufig zitierten Definition von James Beattie (1776), der vor langer Zeit konstatiert hatte, dass Lachen immer dann entsteht, „wenn zwei oder auch mehrere unzusammenhängende, unpassende oder widersprüchliche Teile oder Zusammenhänge miteinander vereint werden, so dass eine ganz eigenartige Relation zwischen ihnen hergestellt wird". Und genau diese widersprüchliche ist es, die komisch wirkt! Folgerichtig definierte der Philosoph Helmuth Plessner (1950, 111) das Komische als eine „Gegensinnigkeit, die gleichwohl als Einheit sich vorstellt und hingenommen werden will". Dazu ein Beispiel:

- Ein würdiger Studienrat, der ein ziemlich zerstreuter Mensch war, erschien zu einer Schulfeier im dunklen Anzug und mit silberner Krawatte. Dazu trug er seine altbewährten Sandalen. Offensichtlich hatte er im letzten Augenblick, also bevor er sein Haus verließ, vergessen, dass gerade an diesem Tage eine Feier angesagt war, die sich vom Schulalltag abhob.

An diesem Beispiel wird die Wirkung des Komischen, die natürlich nicht nur die Schulkinder zum Lachen anregte, nachvollziehbar: Feiertagskleidung „passt" nicht zu abgetragenen Sandalen; miteinander kombiniert ergibt sich daraus eine widersprüchliche Einheit. Hier sehen wir deutlich, welche Bedeutung gesellschaftliche Spielregeln und Normen bei der Entstehung des Komischen haben. Nur weil „man“ sich bei einer Abschlussfeier so nicht kleiden *darf*, löste das Versehen dieses zerstreuten Lehrers allgemeine Heiterkeit aus. Hätte er sich bei einer Karnevalsfeier zu einem dunklen Anzug eine Pappnase oder eine Kapitänsmütze aufgesetzt, hätte das kaum Beachtung gefunden. In diesem Bezugsrahmen wäre dies eben als „normal“ und nicht als widersprüchlich aufgefasst worden!

Ein weiteres Beispiel für den lachauslösenden Effekt des komischen Widerspruchs entnehmen wir der folgenden Zeitungsnotiz, die von Arthur Koestler (1966, 53) angeführt wird:

„Rund tausend Schulkinder in Edinburgh brachen während des gestrigen Konzerts in schallendes Gelächter aus, als dem russischen Geiger Oistrach, der gerade Schuberts Phantasie in C Dur spielte, eine Saite riss. Im selben Augenblick, als Herr Oistrach, Ehrengast der Edinburgher Festspiele, seine Geige hochhielt und bestürzt seinen Klavierbegleiter ansah, war es mit der gespannten Aufmerksamkeit vorbei.“

Da ist zum einen die erhabene Welt der klassischen Musik und zum anderen die unerbittliche Realität physikalischer Gesetze, die den überspannten Darm krachen lässt. Die Autorität des Virtuosen, die freilich nur innerhalb des Bezugsrahmens künstlerischer Darbietung zur Geltung kam, wird durch ein lächerliches Missgeschick bloßgestellt. So kommt es zu einer plötzlichen Verwandlung ehrerbietiger Aufmerksamkeit in die Banalität des Komischen, was sich in einem enthemmten Lachen schlagartig kundtut. Die daraus resultierende Hilflosigkeit des Virtuosen ist mit seiner formellen Erhabenheit und Würde in keiner Weise zu vereinbaren. Und dies hat eine geradezu explosive Wirkung auf die Zuschauer, die bislang vor Ehrfurcht beinahe zu erstarren hatten. Ihre soziale Bedeutungslosigkeit wird dank der Unerbittlichkeit der uns allen gemeinsamen Materie urplötzlich aufgehoben. So kann sich unversehens ein Gefühl der Gleichwertigkeit einstellen, denn die Gesetze der Mechanik sind für uns alle gleich! Und genau dies tut sich in einem lustvollen Lachen kund, dem man natürlich seinen aggressiven Charakter nicht absprechen kann. Denn wie heißt es so treffend: „Schadenfreude ist die schönste Freude“ (vgl. S. 136ff).

Witz – Weisheit und Komik

Mische ein bisschen Torheit
in dein ernsthaftes Tun und Trachten!
Albernheiten im rechten Moment
sind etwas ganz Köstliches.“
Horaz

Das Wort „Witz“ leitet sich vom althochdeutschen *wizzi* ab, was „Wissen“ bedeutet. Witzig sein meint in diesem Zusammenhang eine geistreiche und lockere Gedankenverbindung und geistige Beweglichkeit im Sinne raschen Assoziierens. Als Witz bezeichnet man einen kurzen Text, eine Erzählung, einen Wortwechsel oder eine Frage mit Antwort. Die dabei angesprochene kurze Geschichte hat für den gespannt lauschenden Zuhörer ein verblüffendes Ende – die Pointe. Dies entspricht einem plötzlicher Positionswechsel der deutlich zeigt, dass es unterschiedliche Blickwinkel gibt, welche Zusammenhänge von alten und neuen Denkmustern erhellen. Germaine Baronin von Staël-Holstein, französische Schriftstellerin, schildert das so: *„Witz ist Wissen um die Ähnlichkeit verschiedener Dinge und die Verschiedenheit ähnlicher Dinge.“* Die dabei entstehende Überraschung kitzelt das Zwerchfell und löst vielfach ein heiteres, befreiendes und erfrischendes Lachen aus. Dazu ein Witz:

- Ein Jude kommt zum Metzger und zeigt geradewegs auf einen Schinken und sagt: „Ich hätte gern diesen Fisch dort.“
  „Aber das ist doch ein Schinken!“
  „Mich interessiert nicht, wie der Fisch heißt.“

Der spielerische Umgang mit den Gegebenheiten des Alltags befreit, zumindest kurzfristig, von Ängsten und Zwängen. *„Witz gibt Freiheit und Freiheit gibt Witz“*, erklärte der deutscher Dichter Jean Paul. Wo fängt die Freiheit an, wo hört sie auf? Ich selbst mag keine verletzenden Witze, bei denen auf Kosten Anderer gelacht wird. Achtsame, nicht verletzende, wirklich humorvolle Witze, sind leider rar. Alfred Kirchmayer, österreichischer Professor für Psychologie, nennt sie *„Orchideen in der Witzlandschaft“* und meint, sie würden wie Wundsalben oder Heilkräuter wirken. Daher müsse man sie aus den vielen Witzen mit einer Tendenz zu Schadenfreude und Aggressivität heraussuchen.

Gute Witze bringen Lebenskonflikte verblüffend auf den Punkt. Sie geben zu denken, lassen uns lachen und können festgefahrene Lebensmodelle auflösen. Witze decken lebensfeindliche Ideologien und Scheinheiligkeiten auf. Sie setzen unterdrückte Gefühle und Wünsche Aus ihren ideologischen Gefängnissen frei. So sagt ein jüdisches Sprichwort: *„In der Krise blüht der Witz."*

Sigmund Freud, Begründer der Psychoanalyse, war in der Erforschung des Witzes sehr aktiv. Sein besonderes Augenmerk galt der Verbindung des Witzes zum Unterbewussten. Freud (1982a, 111) erklärte:

„Wir empfinden Witz als besonders befreiend und erhebend. Mit seiner Abwehr der Leidensmöglichkeit nimmt er einen Platz ein in der großen Reihe jener Methoden, die das menschliche Seelenleben ausgebildet hat, um sich dem Zwang des Leidens zu entziehen."

- Die Oma steht an der Bushaltestelle und wartet auf den Bus. Als dieser endlich kommt, zeigt sie dem Busfahrer ihr Ticket.
  Der guckt sie an und fragt freundlich: „Sie haben eine Kinderfahrkarte?!"
  Da sagt die Oma: „Da können Sie mal sehen, wie lange ich gewartet habe!"

Die Frage von Theologen und Philosophen *Was ist der Sinn des Lebens?* formulierte Alfred Kirchmayer (2911, 47) so um: *„Was hat das Leben für 'nen Witz?"* Er meint:

„Mit List, Witz und Humor sein Leben mündig zu gestalten, ist eine hohe Kunst. Guter Witz entsteht durch den Intellekt, der einfach heiter bummelt und nicht tierisch ernst mit der Lösung von Alltags- und Lebensproblemen beschäftigt ist."

In jeder Region lacht man über etwas anderes und jede Nation hat ihre ganz eigene Witzkultur. Doch überall geht es darum, dass sich der Geist entspannt, die Gewitztheit die Lebensgeister nährt und angespannte belastende Situationen sich dadurch zumindest kurzfristig auflösen können. Ich habe aus der Vielfalt der Witzkultur ausgewählt und gehe im Folgenden besonders auf Flüsterwitze, den jüdischen Witz, Witze mit den Themen Verlust –Tod – Sterben – Schul-Witze ein.

Mich beeindruckt der Drang, Witze zu verbreiten sehr, selbst wenn dies unter Todesstrafe steht. So war und ist es mit den *Flüsterwitzen*: Sie wurden und werden in politisch kritischen Lebenssituationen weitererzählt. So auch in während der Zeit des Nationalsozialismus. Als der Hitler-Gruß anstelle des üblichen „Guten Morgen" oder „Guten Abend" eingeführt wurde, hieß es: *„Was bedeutet der deutsche Gruß? – Aufgehobene Rechte."*

Einen Witz zu erzählen, der sich gegen die Herrenmenschen richtete, war Humor mit Risiko. *„Wer andere zum Lachen bringen kann, muss ernst genommen werden; das wissen alle Machthaber"*, sagte Werner Finck, deutscher Schauspieler und politischer Kabarettist (Grewe 2015). Seit 1934 galt Im Deutschen Reich das sogenannte Heimtücke-Gesetz, das das Recht auf freie Meinungsäußerung einschränkte. Dadurch wurden sämtliche kritischen Äußerungen kriminalisiert. Doch Werner Fink reagierte auf das Mitschreiben der Gestapo während einer seiner Auftritte nicht anders als witzig. Er rief den Betreffenden zu: *„Spreche ich zu schnell? Kommen Sie mit? Oder soll ich mitkommen?"*

Für das Erzählen von „wehrkraftzersetzenden Witzen" drohten hohe Strafen bis hin zur Haft im Konzentrationslager und ab 1938 sogar die Todesstrafe. Deshalb wurde solche Witze nur unter vorgehaltener Hand weitererzählt, was der Bezeichnung „Flüsterwitze" entsprach.

- Ein Wunderrabbi wird von einem Gläubigen gefragt: „Rabbi sag mir, wann wird Hitler sterben?"
  Der Rabbi denkt lange nach und sagt dann: „Das genaue Datum kann ich dir nicht sagen, aber eins weiß ich – es wird ein Feiertag sein."
- Ein Mann wird nachts in einer dunklen Gasse von einem Räuber überfallen. „Sofort die Brieftasche her!", sagt der Unbekannte.
  „Sie haben mir aber einen Schrecken eingejagt",

sagte der Mann erleichtert. „Ich glaubte schon, Sie wären von der Polizei".

- Ein Komiker kommt mit einem gerahmten Hitlerbild auf die Bühne und schaut sich um. Er grübelt: „Hm, man weiß gar nicht, ob man ihn an die Wand stellen oder aufhängen soll."

Flüsterwitze dokumentieren Alltagsgeschichte und sind eine wesentliche historische Quelle des Zeitgeschehens, der betreffenden Menschen und deren Sorgen und Nöten. All diese Witze sind echter Galgenhumor. „*Galgenhumor meint die Kunst, sich den Ast zu lachen, auf dem man sitzt*", meinte Wolfgang Neuss, deutscher Kabarettist und Schauspieler. Humor, Lächeln und Lachen fungieren dabei als Puffer und Ventil. Humor und Witz hilft auch heute, mit den Gräueltaten des dritten Reiches fertig zu werden.

- „Ein KZ-Überlebender kauft sich ein Handy. Der Verkäufer sagt: „Sie können die Nummer selbst wählen, damit Sie sich leichter an sie erinnern."
  „Gut", sagt der Mann und krempelt seinen linken Ärmel hoch. „Ich nehme diese. Die vergesse ich nie."

Ich selbst durfte in Krakau eine Zeitzeugin kennen lernen, die mir ihre eintätowierte Nummer auf dem linken Unterarm zeigte. Ihre Geschichte zu hören und ihr Brandmal zu sehen, hat mich sehr berührt. Sie ließ die Nummer nicht entfernen, da sie sich dazu verpflichtet fühlte, von ihrer Geschichte zu berichten. Inzwischen gibt es Enkelkinder von Großeltern, die einst KZ-Insassen waren, die sich die Nummer von Oma und Opa auf ihren linken Unterarm tätowieren lassen – als Zeichen des nicht Vergessens und als mahnende Erinnerung.

Der jüdische Witz wird in der Geschichte des Humors stets eine besondere Bedeutung haben. Im jüdischen Witz wird mit viel Ironie über die eigenen Schwächen und Macken gelacht. Da blühen der listigste und tiefsinnigste Witz und ein befreiendes, wohlwollendes Lachen. Juden gelten als Meister darin, sich selbst auf den

Arm zu nehmen. Chuzpe ist es, wenn ein Mann, der verurteilt werden soll, weil er Vater und Mutter erschlug, um ein mildes Urteil bittet, da er schließlich Vollwaise sei.

- Ariel Kohn liegt im Sterben. Sein Augenlicht wird immer schwächer.
  Ariel: „Rebecca, mein Weib, bist du da?"
  Frau: „Ja, ich bin da!"
  Ariel: „David, mein Sohn, bist du da?"
  David: „Ja, ich bin da!"
  Ariel: „ Aron, mein Schwager, bist du da?
  Aron: „Ja, ich bin da!"
  Ariel: „ Lana, meine Tochter, bist du da?"
  Lana: „Ja, ich bin da!"
  Ariel, sich mit letzter Kraft aufbäumt: „Und wer steht dann unten im Laden?!"
- „Die Juden sind an allem Unheil schuld!"
  „Die Radfahrer sind an allem Unheil schuld!"
  „Warum die Radfahrer?"
  „Warum die Juden?"
- „Ich bin stolz darauf Jude zu sein!", sagte Awroimele eines Tages. „Warum?", wurde er gefragt.
  „Nu, würde es mir etwas nützen, nicht stolz zu sein? Ein Jude würde ich trotzdem bleiben."
- Ein Rabbiner und ein katholischer Priester sitzen bei einem Festessen nebeneinander. Stichelt der Priester: „Wann werden Sie so tolerant sein und von diesem köstlichen Schweinebraten essen?" „An ihrem Hochzeitstag, Herr Kollege!"

Witze mit der Thematik von Verlust, Tod und Sterben befinden sich noch in der Tabu-Zone. Holen wir sie deshalb dort heraus, um mit ihrer Hilfe auf heitere Art und Weise einen Umgang mit diesen schweren Themen zu finden. Mit einem Augenzwinkern – oder zwei oder drei – können wir dem Unausweichlichen begegnen und ihm damit den Schrecken nehmen.

- Ein Manager liegt im Sterben. Seine Frau ist bei ihm. Er spricht leise zu ihr: „Was soll nur aus dir werden, wenn ich nicht mehr in der Firma bin?“
  Sie streichelt seine Hand und sagt: „Jetzt stirb erst mal, dann schauen wir weiter!“
- „Sie müssen beim Ausfüllen des Totenscheines mehr Sorgfalt walten lassen“, mahnt der Chefarzt seinen jungen Assistenten. „Sie haben schon wieder in der Spalte mit der Todesursache Ihren eigenen Namen eingetragen.“
- Zwei Männer spielen Golf, als plötzlich auf der Straße neben dem Golfplatz eine Beerdigungsgesellschaft vorüberfährt. Einer der Männer unterbricht sein Spiel, nimmt den Hut in die Hand und senkt den Kopf. Nachdem der Zug vorüber ist spielt er weiter. Meint der andere: „Das war aber eine nette Geste.“
  „Naja, nach 20 Jahren Ehe war das ja das mindeste was ich für sie tun konnte.“

Witze aus der Schule

- Am ersten Schultag fragt der Lehrer die Kinder nach ihren Namen.
  „Ich heiße Sepp“, sagt der Erste.
  „Sepp? Das heißt Josef“, verbessert der Lehrer.
  „Hannes“, sagt der Zweite.
  „Das heißt Johannes. Und wie heißt du?“, fragt er den Dritten.
  Der antwortet: „Jokurt.“
- Klaus fragt seinen Vater: „Papi, was ist denn ein Vakuum?“
  Der Vater denkt kurz nach und sagt dann: „Ich hab’s im Kopf. Aber im Moment kann ich es dir nicht erklären!“

- In der Geografie Stunde fragt der Lehrer die Klasse: „Wer weiß, wo Bordeaux liegt?"
  Lukas ruft prompt: „In Papas Weinkeller!"
- Sagt der Lehrer: „Wenn die Schüler, die in der dritten Reihe Karten spielen, genauso leise wären wie die Schüler, die in der zweiten Reihe Zeitung lesen, dann könnten die Schüler in der ersten Reihe in Ruhe weiterschlafen."

Kartoffel – Pommes

Wirkung	Kindliche Verspieltheit Fördert die Fantasie
Ausführung	**Zu zweit** Beide Teilnehmer fausten leicht die rechte Hand Die Fäuste leicht zusammentitschen und sagen: *„Kartoffel!"* Die Fäuste auseinander bewegen – dabei zackig alle Finger strecken und spreizen, dabei sagen: *„Pommes!"* Wiederholen mit der linken Hand
Varianten	▪ Die rechten Hände zusammen klatschen und sagen: *„Majo!"* ▪ Die linken Hände zusammenklatschen und sagen: *„Ketchup."* ▪ Alle vier Hände zwei Mal zusammenklatschen und sagen: *„Rot - weiß!"*
Anmerkung	Diese Übung stammt aus dem Lachclub *Lach dich wach* in Aachen. Sie wurde von Anne Sintic und Gundula Krause konzipiert – in Anlehnung an das Begrüßungsritual von Känguru und seinem alten Freund Didi, aus dem Buch *Känguru- Apokryphen* von Marc-Uwe Kling

Komische Inkongruenz

Die Philosophen des 19. Jahrhunderts interessierten sich besonders für die Auslösebedingungen des Lachens. Für Arthur Schopenhauer war das die logische „Inkongruenz“, das heißt das komische Missverhältnis zwischen einer abstrakten Kategorie und einem anschaulichen (konkreten) Ding. Schopenhauer schrieb (1980, 122):

„Der Ursprung des Phänomens des Lachens ist allemal die plötzliche Wahrnehmung einer Inkongruenz zwischen dem Abstrakten und dem Anschaulichen. Je größer und unerwarteter in der Auffassung des Lachenden diese Inkongruenz ist, desto heftiger wird sein Lachen ausfallen.“

Der Philosophie-Blogger Jan Reichow[3] erläutert dies an einem Beispiel: Der Begriff „Vieh“ entspricht zwar der typischen Gesamtheit bzw. Kategorie von Kühen, Schafen, Ziegen und Schweinen, doch in der anschaulichen Realität existiert nur das einzelne körperliche Objekt. Sobald dieser Sachverhalt aber verbal ignoriert wird, muss eine Inkongruenz entstehen. Das wäre der Fall, wenn der Bauer mich beauftragt, das Vieh zu melken und ich mich den Schweinen zuwende. In diesem Fall dürfte mit Sicherheit über mich gelacht werden...

Während Schopenhauer das inkongruente Verhältnis von Abstraktem und Anschaulichem vor Augen hatte, bezog sich der Philosoph und Nobelpreisträger Henri Bergson ([1900] 2011, 29) auf die Inkongruenz von Maschine und Lebewesen: Die sich daraus ergebende „mechanische Verkrustung“ von Stellungen, Gebärden und Bewegungen des menschlichen Körpers wirkt unbedingt komisch und ist die eigentliche Voraussetzung für das Lachen. Bergson (ebd., 31) veranschaulichte diesen Gedanken so:

„Betrachten wir zum Beispiel die Gebärden eines Redners. Sie wetteifern mit seinen Worten. Die Gebärde ist eifersüchtig auf das Wort, deshalb läuft sie hinter dem Gedanken her. Auch sie will den Gedanken übersetzen dürfen. Soll sie, dann aber muß sie sich die Mühe nehmen, dem Gedanken auf allen seinen Wegen zu folgen. Ein Gedanke ist etwas, das im Lauf einer Rede wächst, das Knospen treibt,

[3] http://s128739886.online.de/lachen-mit-schopenhauer/

blüht und reift. Nie bricht er ab, nie wiederholt er sich. Jeden Augenblick muß er sich ändern, denn sich nicht mehr ändern heißt nicht mehr leben. Ebenso lebendig sei daher die Gebärde! Sie gehorche der Grundregel des Lebens und wiederhole sich nie! Doch was geschieht stattdessen? Jene Bewegung des Arms oder des Kopfes, immer dieselbe, kehrt sie nicht regelmäßig wieder? Falls ich dies als Zuhörer bemerke, falls es genügt, um mich abzulenken, falls ich unwillkürlich auf die Bewegung warte, und sie kommt, wenn ich sie erwarte – dann muß ich wider Willen lachen. Weshalb? Weil ich jetzt einen Mechanismus vor mir sehe, der automatisch arbeitet. Das ist nicht mehr Leben, das ist ein ins Leben eingebauter und das Leben imitierender Automatismus. Es ist Komik."

Arthur Koestler (1966, 38) führt in diesem Zusammenhang den Pechvogel an, der auf einer Bananenschale ausrutscht: Hier wirkt die Tatsache komisch, dass jemand, der eben noch locker und natürlich seines Weges ging, ganz plötzlich als steifer Maschinenmensch zu Boden geht. Unter dieser Voraussetzung kann sich ein schadenfrohes Lachen ungehemmt entbinden.

Die komische Inkongruenz baut auf grundlegenden Bezugssystemen unseres Wahrnehmens, Denkens und Handelns bezogen. Diese sind bei „normalen Erwachsenen" in logischer Hinsicht anders aufgebaut als bei Menschen die (wie kleine Kinder) *noch nicht* normal sind oder die (wie gewisse Geisteskranke) *nicht mehr* normal sind. Wenn diese logisch unterschiedlichen Bezugssysteme durch „Bisoziation", wie Arthur Koestler (1966, 25) es nennt, miteinander verbunden werden, muss die Welt des vernünftigen Erwachsenen mit der Welt des unvernünftigen Kindes kollidieren. Der sich hieraus ergebende Überraschungseffekt löst zuverlässig eine Lachreaktion aus. Das ist zum Beispiel dann der Fall, wenn...

- jemand zu einem Sonntagsanzug schwere Bergschuhe trägt
- bei einem Sommerfest ein Weihnachtslied angestimmt wird
- der Nikolaus bunte Ostereier verschenkt

Eine komische Inkongruenz entsteht also, wenn der normale „Lauf der Dinge“ jäh unterbrochen wird, weil der „gesunde Menschenverstand“ durch ungeregelte Privatlogik ausgehebelt wird. Dies ist, wie bereits erwähnt, immer dann der Fall, wenn ein vernünftiger Erwachsener plötzlich wie ein albernes Kind oder ein „Irrer“ zu argumentieren beginnt. Dadurch entsteht ein intellektueller Sprung, der sowohl verblüffen wie amüsieren kann. Hier zwei Beispiele:

- „Der Nihilismus behauptet, dass es kein Leben nach dem Tode gibt. Ein deprimierender Gedanke, besonders für einen, der sich nicht rasiert hat!“ (Woody Allen)
- „Wenn ich ein Pferd hätte, würde ich Ihnen die Sporen geben.“ (Groucho Marx)
- „Benny! Benny!“ Eine Mutter ruft nach ihrem Sohn. Benny ist sechzehn, aber schon vorbestraft. Mit sechsundzwanzig wird er auf den elektrischen Stuhl kommen. Mit sechsunddreißig wird man ihn hängen. Mit fünfzig wird er eine eigene Heißmangel besitzen. (Charney 1995, 340)

Ein inkongruentes Verhalten widerspricht gewöhnlich den normativen Erwartungen im sozialen Leben. Dazu zählt Karl Groos (1892, 382) alle „Zustände, die eine aus der richtigen Ordnung geratene Seele kennzeichnen“, also jene „dauernde geistige Verkehrtheit, die sich in ‚närrischen' Handlungen äußert“. Wer sich diese Abweichungen von der Norm leistet, läuft Gefahr, lächerlich zu wirken und folglich ausgelacht zu werden: allerdings unter der Voraussetzung, dass sich der Betrachter, wie Freud (1982b, 214) bemerkte, sein Mitleid „erspart“.

Der komische Außenseiter als Narr

Sobald jemand aufgrund seines inkongruenten Verhaltens lächerlich wirkt, nimmt dieser Mensch – unfreiwillig – eine komische Position ein, die ihn oder sie aus der normalen Gemeinschaft ausschließt. Eben diesen komischen Außenseiter bezeichnet Orin

Klapp (1950) als „Narren". Dazu zählt er alle, die ein Fehlverhalten an den Tag legen oder die nicht fähig (oder auch nur willens) sind, sich an die verbindlichen Regeln sozialen Lebens zu halten. Die normale Mehrheit der Gesellschaft betrachtet den Narren folglich als Personifikation von „Inkompetenz, Versagen und Fiasko" (Martineau 1972, 106). Dabei dient der Narr allen, die um soziale Anpassung bemüht sind, als negatives Musterbeispiel.

Gerade im Mittelalter wurde der komische Außenseiter ausdrücklich als Narr bezeichnet. Er war das lächerliche Objekt schlechthin und fungierte für diejenigen, die an die Normen der Gesellschaft angepasst waren, als eine ergiebige Quelle schadenfreudiger Belustigung – ganz nach der Devise: „Gottlob sind wir nicht wie dieser da!" Diesem Muster folgen nach wie vor die Satiren des modernen Comedy Angebots. Die entsprechenden Sitcoms[4] und Sketch-Shows nehmen dabei gezielt soziale Randgruppen aufs Korn. Die dabei vorgeführten komischen Figuren sind übergewichtig, begehen Sprachfehler oder leiden unter geistigen Aussetzern oder nervösen Ticks. Die Zuschauer können sich dabei ungeniert überlegen fühlen – denn sie selbst leisten sich derartige Schwachheiten ja nicht! Damit nehmen die verachteten Sonderlinge die Rolle von unfreiwilligen Komikern an. Karl Groos (1892, 381) fasst die Voraussetzungen dafür so zusammen:

- „Es ist uns ein Objekt gegeben, welches wir
  1. für etwas Verkehrtes halten, das uns
  2. verblüfft und uns
  3. ein Gefühl der Überlegenheit vermittelt."

Nur die zuletzt genannte Voraussetzung vermag zu einem Lachen aus Schadenfreude reizen.

[4] Abgeleitet von „Situationskomik".

Das schadenfrohe Lachen

Schadenfreude ist die schönste Freude: Diese Volksweisheit ist zwar nicht politisch korrekt, doch sie bestätigt die universale Wirkmacht einer Emotion, der sich niemand völlig entziehen kann. Und das ist die Freude an einem Abwärtsvergleich, bei dem wir selbst besser dastehen als ein anderer Mensch.

Wie wir bereits sahen, entwickelt sich das eigene Selbstwertgefühl infolge von Vergleichen mit den Stärken und/oder Schwächen anderer Menschen. Der Drang, sich mit anderen zu messen, ist entwicklungsgeschichtlich sehr alt und biologisch sehr mächtig. Schon in der Bibel *(Gen 4,1–24)* stellt Kain einen missgünstigen Aufwärtsvergleich mit seinem Bruder Abel her, weil Gott dessen Opfergabe vorzog. Sobald es uns aber gelingt, den Rivalen aus dem Blickwinkel eines Abwärtsvergleichs wahrzunehmen, lösen sich Neidgefühle geradezu in ihr Gegenteil auf. Dabei kommt es nicht selten zu einem schadenfrohen Lachen, in dem sich das triumphierende Gefühl äußert, dem Anderen gerade in diesem Augenblick überlegen zu sein.

Der Verhaltensforscher Albert Rapp (1949) ging – in Übereinstimmung mit der antiken Degradationstheorie (S. 118ff) – davon aus, dass die schadenfrohe Verspottung von unterlegenen Mitmenschen ursprünglich der einzige Anreiz zum Lachen war. Demnach habe der Höhlenmensch über die körperlichen Fehlleistungen und Schwächen seiner Gegner gelacht, um sich von dem Gefühl eigener Unterlegenheit zu befreien. In der Folge sei dieses Hohnlachen – anstelle von handfesten Auseinandersetzungen – geradezu eine Waffe der Selbstverteidigung geworden.

- Bis vor wenigen Jahren waren Spottduelle eine verbreitete Sitte bei den Eskimos von Grönland (vgl. Moody 1979). Anstatt ihre Streitigkeiten durch handfeste Kämpfe auszutragen, verspotteten sich die erbosten Parteien gegenseitig. Vor den Augen der versammelten Stammesgemeinschaft und zum Dröhnen der Trommeln verhöhnten, beschimpften und verlachten die Be-

> teiligten einander. Die Zuschauer amüsierten sich dabei köstlich und bekundeten ihren Beifall durch fröhliches Gelächter. Diese Kraftprobe wurde sehr ernst genommen, und der Verlierer fühlte sich manchmal so gedemütigt, dass er freiwillig in die Verbannung ging. Bei vielen anderen Völkern, zum Beispiel bei den Pygmäen, ist das Auslachen eine der gefürchtetsten Strafen von Seiten der Gemeinschaft.

Arthur Koestler (1966, 53) erwähnt, dass es im Alten Testament neunundzwanzig Hinweise auf das Lachen gibt. Davon seien dreizehn mit schadenfrohem Spott und Hohn verbunden und nur zwei „kommen aus wirklich fröhlichem Herzen".

Eine schadenfrohe Pädagogik

Alice Miller (1979, 169ff) führt in ihrem Bestseller *Am Anfang war Erziehung* ein aufschlussreiches Beispiel für die brisante Sprengkraft an, die in einem schadenfrohen Hohnlachen steckt. Sie nimmt dabei Bezug auf die Kindheit von Adolf Hitler, dessen Vater ein besonders übler Vertreter der „schadenfröhlichen Pädagogik" gewesen sei. Die Autorin bezieht sich dabei auf eine Abhandlung des Historikers John Toland (1977), der die folgende Begebenheit aus Hitlers Jugend beschreibt (ebd., 30):

„In einer besonders rebellischen Phase seiner Vorpubertät beschloss der junge Hitler von zu Hause davonzulaufen. Sein Vater erfuhr jedoch davon und schloss ihn in einem der oberen Räume ein. In der Nacht versuchte der Junge, durch eine Fensteröffnung zu entkommen. Nachdem sich diese als zu eng erwiesen hatte, entledigte er sich seiner Kleider. In diesem Augenblick hörte er seinen Vater die Treppe heraufkommen. Hitler gab seinen Versuch auf und bedeckte seine Blöße hastig mit einem Tischtuch. Der Vater griff diesmal nicht zur Peitsche, stattdessen brach er in Gelächter aus und rief seine Frau: Sie möge doch heraufkommen und sich den Jogajüngling ansehen! Dieser Spott traf den Sohn wohl härter als jede körperliche Züchtigung. Hitler habe Jahrzehnte später gestanden, lange gebraucht zu haben, um über die Schadenfreude seines Vaters hinwegzukommen. Sie habe ihn sein Le-

ben lang verfolgt. Bei einer seiner Reden erklärte Hitler folgendes: ‚Am dreißigsten Januar (1933) haben sie (er meinte die Juden) über mich gelacht – es soll ihnen vergehen, das Lachen!'"

Die emotionale Bedeutung der Schadenfreude

Schadenfreude ist, trotz aller moralischen Bedenken, ein angenehmes Gefühl. Das entsprechende Hohnlachen signalisiert, dass ein Mensch, der latent am eigenen Selbstwert zweifeln mag, unverhofft erlebt, wie einer anderen Person ein peinliches Missgeschick widerfährt. Bereits im 17. Jahrhundert hatte der englische Philosoph Thomas Hobbes (1981) beobachtet, dass die Fehlleistungen anderer Menschen uns zuverlässig zum Lachen anregen. In diesem Lachen komme ein „plötzlicher Triumph" zum Ausdruck, der umso stärker ist, je unterlegener man sich dieser Person gegenüber eigentlich fühlt. Und genau dann, wenn diese Einschätzung kippt, wenn aus dem Aufwärtsvergleich ein Abwärtsvergleich wird, kommt es zum Erleben von Schadenfreude! Sie zeigt sich mimisch in einem triumphierenden Grinsen bzw. Hohnlachen.

Für den antiken Philosophen Demokrit war Glückseligkeit das höchste Gut des Menschen. Diese sah er als das Ergebnis einer Haltung an, aus der heraus das eigene Schicksal im Vergleich zu anderen Menschen als positiver bewertet wird. Demokrit (1986, 268) schreibt:

„Man muss das Leben der Sich quälenden im Auge haben und sich durchaus vergegenwärtigen, was ihnen widerfährt, damit dir das, was du hast und was dir zur Verfügung steht, groß und beneidenswert erscheint und es dir nicht geschieht, dass du, weil du nach mehr begehrst, in eine unglückliche seelische Verfassung gerätst. Denn wer die Besitzenden und von den anderen Menschen Glücklich gepriesenen bewundert und in Gedanken jede Stunde bei ihnen verweilt, wird gezwungen, ständig etwas Neues zu unternehmen. Deshalb soll man das eigene Leben mit dem Leben derjenigen vergleichen, denen es nicht so gut geht; und indem man sich vergegenwärtigt, was ihnen widerfährt, soll man sich glücklich preisen, dass es einem so viel besser geht als ihnen und dass man so viel besser lebt als sie."

Im schadenfrohen Lachen äußert sich dementsprechend das triumphierende Gefühl, im Vergleich zu einem anderen Menschen der Überlegene zu sein (Festinger 1954). Solche Abwärtsvergleiche werden gemacht im Hinblick auf:

- persönliche Fähigkeiten
- die eigene Position in der Gesellschaft
- die individuelle Attraktivität
- die eigenen Sympathie-Werte
- die eigene Intelligenz
- die Angemessenheit eigenen Verhaltens in bestimmten sozialen Situationen

Belustigende Abwärtsvergleiche sind schon in der Kindheit eine wichtige Quelle der Selbstbestätigung. Dabei sind zwei unterschiedliche Formen von Schadenfreude voneinander zu unterscheiden, wie wir gleich sehen werden.

Hämische Schadenfreude

Hämische Schadenfreude gibt es in allen Bereichen menschlichen Lebens. Das betrifft nicht zuletzt auch jenes Umfeld, das wir als Öffentlichkeit bezeichnen. Hier wirken die Medien gleichsam als schadenfreudige Brandbeschleuniger. So berichtete die Nachrichtenagentur *Associated Press* am 19.03.2010:

„Wegen eines Interviews zu den Gründen des Afghanistan-Einsatzes war der Bundespräsident Horst Köhler kritisiert worden. Die Kritik war teilweise ein Ausdruck unverkennbarer Schadenfreude: Am 16.März bezeichnete Horst Langguth ihn auf Spiegel-Online als ‚Das Schlossgespenst'. Als ‚Schwadroneur im Schloss Bellevue' bezeichnete die ‚Süddeutsche Zeitung' Horst Köhler. ‚Horst Lübke', spottete ‚Der Spiegel' unter Anspielung auf den legendären Pannen-Präsidenten Heinrich Lübke der 60er Jahre."

Sichtlich berührt verkündete der damals 67-Jährige in Berlin seinen Rücktritt. Die Kritik an seinen Äußerungen zu Afghanistan habe den Respekt vor seinem Amt vermissen lassen, erklärte das scheidende Staatsoberhaupt mit Tränen in den Augen.

Eine derart hämische Schadenfreude hat ihre lebensgeschichtlichen Wurzeln. Sie ist ein psychodynamisches Relikt unserer Kindheit und steht in Zusammenhang mit Geschwisterrivalität. Um dies zu veranschaulichen, können wir uns ein Kind vor Augen führen, das von einem nachgeborenen Geschwisterkind „entthront“ wurde. Dieses Kind wird verständlicher Weise Eifersucht und Neid empfinden, wenn es sieht, wie das jüngere Kind verhätschelt oder mit besonderer Sorgfalt behandelt wird. Folglich wird das ältere Kind immer dann eine hämische Freude empfinden, sobald es in eine bessere Position gelangt als das jüngere Kind. Und dies ist immer dann der Fall, wenn sich der jüngere Rivale „zum Narren“ halten lässt. Auf genau dieser Dynamik beruhen auch Aprilscherze (Titze 2009b).

- In vielen Betrieben erhalten unerfahrene Azubis seit jeher einen „Narrenauftrag“ von älteren Kollegen. Sie sollen zum Beispiel „1 Bit Digitaldimmer“ besorgen oder „Ambossklangfett“, „Betonmagneten“, einen „Eimer Pressluft“, vielleicht auch einen „Hammer mit verstellbarer Wucht“. All das dient dem Zweck, den „Aprilnarren“ vorzuführen, damit auf Seiten der Wissenden ein Abwärtsvergleich hergestellt werden kann: Diese blicken – im Gegensatz zum naiven Narren – nämlich durch. Und deswegen können sie sich überlegen fühlen und sich schließlich vor Lachen ausschütten!

Seit dem Mittelalter spielt der Narr (der Vorläufer des modernen Clowns) die Rolle eines inkompetenten Tölpels, der sich – wie das unwissende Kind – geradezu ideal für einen schadenfrohen Abwärtsvergleich anbietet. So handelt ein mittelalterlicher Schwankroman von Bauern, die auf eine Audienz beim König hoffen (vgl. Röcke & Velten 2005). Der schlitzohrige Hofnarr verspricht ihnen gute Chancen, wenn sie sich nackt auszögen – dann empfinge sie der König in seinem Bad. Die Bauern tun dies und stehen plötzlich vor einer versammelten Gesellschaft im Speisesaal des Königs – zum Gespött aller! Auf eben diesen Effekt zielen auch die hämischen Witze ab, die – wie Studien zeigen – besonders gerne von

Vorgesetzten erzählt werden, wenn sie die „kleinen Leute" auf die Schippe zu nehmen wollen...

Die moderne Comedy-Szene (mit einer Mischung aus Show, Talk, Action und hohnlachendem Zynismus) offeriert zahllose Gelegenheiten zu hämischen Abwärtsvergleichen. Ebenso ermöglicht das aktuelle Angebot an TV-Sitcoms, „Reality Television" und „Pleiten, Pech und Pannen"-Sendungen (mit der entsprechenden Zurschaustellung von peinlichen Schicksalsschlägen) schadenfrohe „Abwärtsvergleiche".

- 79% der Deutschen, die älter als 14 Jahre sind, empfinden ein hämisches Vergnügen, wenn anderen ein Missgeschick widerfährt. 95,1% der 14-19 jährigen Bevölkerung kennen Schadenfreude, aber nur 53,6% der über 70 Jährigen berichten, dass sie über peinliche Lagen lachen, in die Andere geraten. (Repräsentative Studie der GfK, Nürnberg, 2006)

Hämische Schadenfreude in der antiken Komödie

Für Platon und Aristoteles waren hässlich wirkende Anomalien die eigentliche Ursache einer komischen Erheiterung. Genau das traf auf die – in der Regel sturzbetrunken – Beteiligten an der „Komós-Prozession" zu, deren Mimik und mangelhafte Körperbeherrschung dem Ideal körperlicher oder geistiger Schönheit zwangsläufig widersprach und entsprechend „komisch" wirkte[5] (Palmer 1994; Titze & Kühn 2010, 39ff). Dem entsprechend war die Komós-Prozession eine ekstatische Veranstaltung am Ehrentag von Dionysos – dem Gott des Weines, der erotischen Lust und des Wahnsinns. Diejenigen, die an diesem Umzug beteiligt waren, lallten die Texte von Trinkliedern, torkelten herum, schnitten Grimassen und machten obszöne Gesten – sie verhielten sich „unschön"! Das alles brachte die Zuseher zum Lachen und animierte sie auch zur Nachahmung der ausgeflippten Dionysos-Anhänger. Hieraus entwickel-

[5] Als kómos wurde ein überdimensionaler Phallus bezeichnet, der vor dieser Prozession hergetragen wurde.

te sich allmählich die Routine der Komödie, die diesem Grundgedanken folgt: „*Die Komödie ist Nachahmung von schlechten Menschen, insoweit, als das Lächerliche am Hässlichen teilhat.*" (Aristoteles 1982, 17)

Der Dichter und Philosoph Jean Paul (1980) erwähnt folgerichtig, dass das eigentliche Schauspiel mit der spottenden Nachahmung von lächerlichen Verhaltensweisen anfing. Durch professionelle Komödianten und Clowns wurde die Lust am Verlachen des komisch Wirkenden bedient. Diese ahmten die körperlichen Deformierungen, Defekte und Abnormitäten von lächerlich wirkenden Menschen kenntnisreich und geschickt nach, wodurch ein unmissverständliches Angebot für einen hämischen Abwärtsvergleich gemacht wird, der unweigerlich lustig wirkt...

Ausgleichende Schadenfreude

Es gibt daneben auch eine Form der Schadenfreude, die nicht auf einem Abwärtsvergleich mit von vornherein schlechter gestellten Menschen beruht (vgl. Titze 2011, 19). Hier geht es im Gegenteil um den Vergleich mit an sich überlegenen Persönlichkeiten, die eigentlich Anlass für einen Aufwärtsvergleich sein müssten. Sobald die Betreffenden aber durch ein unverhofftes Missgeschick plötzlich zu Fall kommen, kehrt sich die bisherige Einschätzung schlagartig in einen Abwärtsvergleich um. Das kann schon der Fall, wenn ein sozial hochstehender Mensch auf der berühmten Bananenschale ausrutscht... Die Wurzeln dieser Form der Schadenfreude gehen ebenfalls auf Erfahrungen der Kindheit zurück.

Bei Auseinandersetzungen mit älteren – und damit überlegenen – Geschwistern oder Spielkameraden, zieht das jüngere Kind oft den Kürzeren, so dass es zwangsläufig in eine unterlegene Position gelangt. Das ruft häufig Scham und ohnmächtige Wut hervor. Wenn dieses Kind aber erlebt, wie das (normaler Weise) überlegene ältere Kind sich einen Sprachschnitzer leistet oder in einem Spiel den Kürzeren zieht, kann sofort ein freudiges Gefühl ausgleichender Gerechtigkeit entstehen. Damit wird eine Gleichstellung ermöglicht und die bisherige Unterlegenheit wird ausgeglichen. Dieses Muster bleibt ein Leben lang bestimmend: Man freut sich unbändig, wenn überheblichen Personen ein Missgeschick widerfährt, das deren Überlegenheit schlagartig zunichtemacht – so wie das einst bei älteren Geschwistern oder tonangebenden Spielkameraden der Fall war. Anfällig für diese Form der Schadenfreude sind insbesondere Menschen, die sich in untergeordneten beruflichen Positionen befinden. Sie lieben daher respektlose Witze, die Vorgesetzte herabsetzen. Denn das eröffnet die Möglichkeit, eigene Selbstwertprobleme „wegzulachen“ und sich emotional zu stabilisieren! Diesen befreienden Effekt bietet das klassische Kabarett ebenso an wie die diversen Provokationen von Satire, Parodie oder Karikatur. Stets geht es darum, Schwächen der Mächtigen herauszuarbeiten, um dem Publikum die Freude an der ausgleichenden Gerechtigkeit zu vermitteln.

In diesem Sinne ist die ausgleichende Schadenfreude ein „sozialer Gleichmacher“. Sie ermöglicht es sozial schlechter gestellten Menchen, sich – vorübergehend – gegenüber jenen überlegen zu fühlen, die eigentlich einen besseren sozialen Status einnehmen – aufgrund von höherem Einkommen, größerer Attraktivität oder besserem sozialen Ansehen. Dadurch vermittelt diese Form der Schadenfreude ein Gefühl von Gerechtigkeit.

Studien haben gezeigt, dass es im Gehirn ein Zentrum für Schadenfreude gibt. Diese Hirnregion wird gerade dann stimuliert, wenn man erlebt, dass ein sozial bedeutender Menschen, der sich zuvor unfair verhalten hat, seine gerechte Strafe erhält. Das kann zum Beispiel ein reicher Steuerhinterzieher sein, der von den Behörden erwischt wurde. Um diese Hirnregion zu stimulieren, wird im Kopf eine Art Gerichtsverhandlung arrangiert, die zu dem Urteil kommt: „Geschieht ihm oder ihr recht!“ oder „Hat er sich selber eingebrockt!“ In diesem Fall erfüllt die Schadenfreude sozusagen eine psychohygienische Ventilfunktion, die uns mit der scheinbaren Ungerechtigkeit des Lebens versöhnt (vgl. Feather 2002).

Schadenfreude – ganz menschlich

„Lachen ist wie Zucker
in den Kuchen streuen."
Silvia Rößler

Freude am Missgeschick anderer, hämisches Gelächter, weil gerade jemand Schaden erleidet, mich auf Kosten anderer zu belustigen – das ist für mich kein Genuss. Wenn jedoch im Alltag eine kuriose Geschichte passiert, dann rutscht mir durchaus ein Lachen raus. So funktionieren wir Menschen. Inkongruenz wird von unserem Erkennungssystem als Erheiterung quittiert. Aber solch eine Erheiterung beinhaltet für mich häufig einen bitteren Nachgeschmack und ist somit kein lebensversüßender Spaß. Das Auslachen verbindet die hämisch Lachenden zwar miteinander, doch trennt es die Lachenden gleichzeitig von demjenigen über den sie lachen. *Wer den Schaden hat braucht für den Spott nicht sorgen* lautet ein Sprichwort. Jemand erlebt den Schmerz eigenen Schadens und dann kommt auch noch das Verhöhnen dazu? Manche Situationen könnten bereinigt werden, indem der Lachende bei dem Betroffenen um Entschuldigung bittet. Oft hat dieses Verhalten zur Folge, dass plötzlich beide darüber lachen, weil es ja irgendwie doch urkomisch war.

Schadenfreude kann destruktiv wirken und Menschen eher aggressiv stimmen. Sie voneinander trennen statt miteinander zu verbinden. Schadenfreude kann aber auch konstruktiv sein, indem sie Spannung mindert und im gemeinsamen Lachen Menschen miteinander verbindet. Bedenke, dass sich deine Gedanken in deinem körperlichen Ausdruck manifestieren. Deine Persönlichkeit bildet sich mit dem aus, was du denkst und sagst. Und wie Marcus Aurelius sagt: *„Mit der Zeit nimmt die Seele die Farbe deiner Gedanken an."* Ein Lachen, das rivalisierende Vergleiche mit anderen Menschen auflöst ist heilsam, weil es eine verbindende Wirkung ausübt. Mir gefällt in diesem Zusammenhang der Ansatz von Vera Birkenbihl (2018). Sie vertritt die Haltung, dass wir nicht auf unsere Mitmenschen herabschauen, sondern ihnen mit horizontalem Abstand begegnen sollten. Also auf Augenhöhe. Erstrebenswert fände ich es deshalb, wenn wir eine Form von Schadenfreude kultivieren, bei der wir locker auch über den eigenen Schaden lachen. Schaden entsteht ja nun mal und zwar häufiger, als uns lieb ist. Jedes Mal sich darüber zu ärgern ist nicht hilfreich. Hier kann sich die Kunst, über sich selber lachen zu können, als sehr hilfreich erweisen. Ein Missgeschick ist passiert? Okay. Aufstehen, aufrichten, Krönchen zurechtrücken, lächeln und weitergehen.

Das beginnt schon bei Kleinigkeiten, wie meine eigene Lebensgeschichte zeigt: Ich fuhr für ein paar Tage mit einem Schiff auf dem Rhein. An einem Vormittag hatte ich viel Zeit und freute mich darauf, ausgiebig lesen zu können. Zuvor wollte ich noch rasch ein Foto von einem unglaublich schönen Sonnenaufgang machen. In meiner Eile, die Sonne noch einzufangen, öffnete ich das Fenster nicht weit genug, der Fensterrahmen stieß an meine Brille und ich sah noch gerade aus dem Augenwinkel, wie sich meine Brille diagonal nach links verabschiedete, während das Schiff nach rechts weiterfuhr. Wie gemein. Ein kleiner Abschied. Zuerst schimpfte ich mehrmals drauflos, mit dem sehr befreienden Wort „Sch…“ Doch dann besann ich mich und dachte: *„Ärgern bringt mir die Brille auch nicht zurück. Dann sehe ich es doch besser mit Humor.“* In diesem Moment fiel mir der Satz ein: *„Das war wohl ein richtiger R(h)einfall.“* Hahaha – darüber musste ich so lachen und es wurde mir wieder leichter. Nicht der bloße Ärger, sondern ein lösungsorientiertes Denken bringt die Befreiung. So spazierte ich zur Rezeption, um nach einer Ersatzbrille zu fragen. In der Tat konnte mir der Reiseleiter eine Brille ausleihen. Super. Der Tag war gerettet.

Für einen positiven Umgang mit eigenem Schaden kann die Lachyoga-Übung *Über sich selber lachen* (S. 190) helfen und das folgende *Lach-Mantra*.

Lach-Mantra

Wirkung	Stimmungswandel Ärger auflösen Alte Muster verlassen Perspektivenwechsel Situation positiv programmieren
Ausführung	Beispiel: verschüttete Milch am Morgen *„Ärgern?"* – nützt nichts – die Milch muss weggewischt werden Übung: Ich tue so, als wische ich die Milch weg. Erst ein paar Mal ärgerlich, mit den heruntergeleierten Silben: *„Haha - haha-ha".* Langsam werde ich entspannter und heiterer und lasse die Silben immer mehr zu einem echten Lachen werden: *„Haha - haha - ha".*
Besonderheit	Jedes Mal, wenn du diese Geschichte erzählst, erzählst du nicht die ärgerliche, sondern die heitere Variante. Somit verknüpfst du diese nicht mit Ärger und Stresshormonen, sondern mit Heiterkeit und Endorphinen.

Die Gelotophobie

Es gibt Menschen, die das Lachen grundsätzlich als negativ bewerten (Titze & Eschenröder 2007, 46). Einfach deshalb, weil sie es nicht gelernt haben, dieses als Voraussetzung für eine Lebenshaltung zu nutzen, die von Freude, Heiterkeit und Ausgelassenheit geprägt ist. Solchen Menschen gelingt es nicht, die emotionale Bedeutung von Lachen richtig zu entschlüsseln. Daher lösen alle Arten von Lachen bei ihnen negative Gefühle aus – auch solche, die für die meisten Menschen ein Ausdruck von zwischenmenschlicher Wärme und Freundlichkeit sind. Selbst nahe Bezugspersonen können sich zu bedrohlichen Monstern entwickeln, wenn sie Lachlaute von sich geben oder wenn ein Zucken ihre Gesichtsmuskulatur anzeigt, dass sie sich belustigt fühlen. Diese Menschen leiden unter einer Angst, die sich auf das Lachen von Sozialpartnern konzentriert: Sie wird als Gelotophobie[6] bezeichnet. In einem Interview der BBC erklärte ein 18-jähriger Schüler: *„Ich höre die Leute lachen und ich nehme sofort an, sie lachen über mich. In diesem Augenblick verkrampfen sich meine Muskeln.“* (Stephens 2014)

Bei einer Gelotophobie versuchen die Betroffenen, dem „Grauen der Lächerlichkeit“ (Wurmser 1993, 86ff) auszuweichen, indem sie konsequent allen Aktivitäten in der Gemeinschaft ausweichen. Das hat zur Folge, dass soziale Kompetenzen nicht richtig entwickelt werden können, wodurch die Betroffenen über kurz oder lang in die Position von komischen Außenseitern gelangen, der auf die Sozialpartner befremdlich wirken muss. Ernst Speer (1935, 7) schreibt: „Die glücklicheren Anderen, die Verbindung unter sich haben, sehen ihn mit scheelen Augen an – er ist ihnen ‚sonderbar‘. Er kommt ihnen fremd vor. Aber ‚fremd‘ ist in manchen Sprachen auch das Wort für ‚Feind‘.“

Eine derartige Lebenshaltung kann nichts anderes als chronischen Stress hervorrufen, der sich in einer Vielzahl von psychosomatischen Symptomen äußern wird. Dazu gehören Erröten, Zit-

---

[6] Abgeleitet von griech. *gelos* = Lachen

tern, Sprechstörungen, Schweißausbrüche oder ein emotionaler Kontrollverlust („Blackout"). Das entsprechende Lebensgefühl ist von Selbstzweifeln, Verbitterung und einem Groll bestimmt, der sich hauptsächlich gegen das eigene Selbst ausrichtet, in manchen Fällen aber auch aggressiv gegen die Mitmenschen gelenkt werden kann (Papousek et al. 2014). Ein Dossier über Amokläufe an amerikanischen Schulen, das vom FBI in Auftrag gegeben wurde (Kimmel & Mahler 2003, 1446ff), zeigt diese aggressive Seite der Gelotophobie beispielhaft auf (vgl. Titze & Kühn 2010, 74f).

- Andy Williams erschoss an seiner Schule in Santee (Kalifornien) zwei Klassenkameraden und verletzte mehrere andere. Der schüchterne Junge wurde nach Augenzeugenberichten von den Mitschülern „konstant gehänselt verspottet und niedergemacht": So stahl man ihm etwa seine Kleider, sein Geld und sein Vesper. Man schlug ihn regelmäßig und sperrte ihn in seinem Spind ein.
- Klassenkameraden nannten Gary Scott Pennington, der 1993 seinen Lehrer und den Hausmeister seiner Schule in Grayson (Kentucky) erschoss einen „Trottel" und „Eigenbrötler". Er wurde unentwegt gehänselt, weil er angeblich ein „feiner Pinkel" war und eine Brille trug.
- Der Vorzugsschüler Barry Lukaitis erschoss 1996 seinen Mathematiklehrer und zwei Mitschüler in Moses Lake (Washington). Von den Klassenkameraden wurde er als „verklemmter Streber" beschrieben und ständig gehänselt und schikaniert.
- Evan Ramsay erschoss 1997 in Bethel (Alaska) einen Klassenkameraden und den Schulleiter. Er war ebenfalls ein Musterschüler, der unter anderem deshalb gehänselt wurde, weil er Brillenträger war und unter Akne litt.
- Loke Woodham, ein übergewichtiger Klassenprimus und Nietzsche-Bewunderer aus Pearl (Mississippi), wurde von seinen Klassenkameraden als „Depp" und

„fette Tunte“ verspottet. Sogar seine Mutter bezeichnete ihn als fett, dumm und faul. Von gleichaltrigen Jungen wurde er regelmäßig gemobbt und verhöhnt, ohne dass er sich im Geringsten zur Wehr gesetzt hätte. Bevor sich Woodham am 1. Oktober 1997 auf den Schulweg machte, erstach er seine Mutter. Auf dem Schulhof eröffnete er dann aus einem mitgebrachten Gewehr das Feuer auf die Umstehenden. Zwei Mitschüler wurden getötet, sieben andere verletzt.

- Der 14 Jahre alte Michael Carneal war ein schüchterner, schwächlicher und kleinwüchsiger Schüler an einer High School in Paducah (Kentucky). Er trug eine Brille mit dicken Gläsern und fühlte sich von den Anderen ausgegrenzt, herumgestoßen und ständig „auf den Arm genommen“. So wurde ihm etwa seine Hose im Klassenzimmer heruntergezogen. Andere Schüler verspotteten ihn als „Homo“. Als er in einer Schülerzeitung als „Schwuchtel“ beschrieben wurde, brach er in Tränen aus. Ende 1997 erschoss er in seiner Schule drei Klassenkameraden und verletzte fünf weitere. Nach seiner Verurteilung zu lebenslänglicher Haft äußerte er gegenüber seinem psychiatrischen Gutachter: „Jetzt werde ich von den Menschen respektiert!“
- Eric Harris, einer der beiden Attentäter, die am 20. April 1999 an der Columbine High School in Littleton (Colorado) dreizehn Menschen erschossen und dreiundzwanzig weitere verletzten, erklärte in einer Videobotschaft, die in der Nacht vor dem Anschlag aufgenommen wurde: „Die Leute machen sich ständig über mein Gesicht lustig. Über meine Haare und die Sachen, die ich mir anziehe.“ Wie sich später herausstellte, wurden er und Dylan Klebold, der Mitattentäter, ständig als „Homos“ und „Schwuchteln“ verspottet, in Kleiderschränke gesperrt, auf den Fluren der Schule begrapscht und als Homosexuelle parodiert und lächerlich gemacht.

Schamangst

Wer von einer Gelotophobie betroffen ist, empfindet häufig Gefühle der Unterlegenheit, Unsicherheit und Selbstverachtung: Das alles sind Facetten der Scham. Schamgebundene Menschen wirken im sozialen Leben tatsächlich verklemmt und komisch, was sie fast zwangsläufig in die Position eines lächerlichen Außenseiters bringt. Und sofern ein Spaßvogel dabei seine Witzchen macht, wird sich gerade der schamgebundene Mensch mit einer geradezu übermächtigen Aggressivität konfrontiert. Eine Betroffene berichtet:

- „Wenn ich jemanden lachen höre, denke ich immer, dass über mich gelacht wird. Ich sterbe dann vor Angst, ausgelacht zu werden. Ganz egal, in welcher Situation das geschieht, wenn ich andere lachen höre, flippe ich extrem aus. Weil ich ganz einfach befürchte, dass über mich gelacht wird."

Daher werden alle Hinweise auf eine mögliche Bloßstellung von Gelotophobikern mit größter Aufmerksamkeit überprüft. Dabei wird jedwedes Lachen als untrüglicher Hinweis auf die eigene Minderwertigkeit bewertet, was einen Ausbruch von Scham zur Folge hat. Dabei erstarren die Betroffenen zur biblischen Salzsäule und empfinden ein Höchstmaß an Ohnmacht. Zuweilen kann sich die Scham aber auch in blanker Wut entladen. Ein 37-jähriger Mann gab zu Protokoll:

- „Ich fühle mich beschämt und peinlich berührt, wenn ich Leute lachen höre. Das versetzt mich in eine überdurchschnittliche bis extreme Wut, die zu einer inneren Verkrampfung führt und Stunden, manchmal auch Tage andauert. Ich bekomme dabei unerträgliche Kopfschmerzen. Wenn andere versuchen, mich aufzuziehen oder mich zur Zielscheibe ihrer Witze machen, um ihre Freunde zu beeindrucken, werde ich kämpfen. Ich habe in meinem Leben einige solcher Kämpfe gehabt. Die Folge war, dass der Gegner in der Regel schwer verletzt wurde. Der Rest der Gruppe mied mich danach wie die Pest." (Stephens 2014)

Arthur Koestler (1966, 54) berichtet von einer Umfrage mit acht- bis fünfzehnjährigen amerikanischen Schulkindern, bei welchem es zu ermitteln galt, was diese Kinder besonders zum Lachen anregte. Das Ergebnis war, dass Demütigung, Unbehagen oder Fopperei anderer sehr leicht Lachen hervorrufen, während eine harmloses komisches Vorkommnis oft gar nicht beachtet wurde. Hier sind einige Beispiele:

- Eine Kissenschlacht im Schlafsaal.
- Eine Freundin zerreißt ihr Kleid.
- Jemand ist beim Schlittschuhlaufen hingefallen.
- Tom sprach beim Gedicht aufsagen ein Wort ganz falsch aus.
- Der fette Harry wurde beim Wettlauf gehänselt.
- Die dicke Lizzie versuchte sich im Elfentanz.

Marionetten-Lachen

Wirkung	Befreiung von Fremdbestimmung Entspannung Stimmungswandel
Ausführung	**Zu zweit** **Teil 1** Teilnehmer 1 hat in der Vorstellung dicke Bindfäden an den Armen und Beinen Teilnehmer 2 zieht langsam an diesen Fäden Teilnehmer 1 reagiert entsprechend **Teil 2** Teilnehmer 2 schneidet die Fäden bei Teilnehme 1 durch: *„Ha! – Ha! – Ha!“* Teilnehmer 1 bewegt sich frei und voller Freude: *„Hahaha-haha“*

Lachen verbindet – Lachen trennt

Ich nehme den Spaß ernst,
und der Ernst darf Spaß werden.

Silvia Rößler

Beim Lachyoga ist es uns ganz wichtig, dass wir wohlwollend lachen und unser Gegenüber auf keinen Fall hämisch auslachen. Ein achtsamer, wertschätzender Umgang wird somit angestrebt. Herzhaftes miteinander Lachen ist angesagt. Es geht allein darum, uns gegenseitig zu stärken und uns zu akzeptieren, auch und gerade dann, wenn jemand nicht der üblichen Norm entspricht. Alles, was verletzen könnte, gilt es zu vermeiden. Freundliches Lachen verbindet – diabolisches Gelächter trennt. Das heißt, Menschen, die sich mit ihrem verletzenden Humor zusammenfinden, verbinden sich auf dieser verletzenden Ebene miteinander, um Angehörige von Randgruppen oder politische Gegner mit ihrem Hohnlachen anzugreifen. Bei allen, die genau das nicht wollen, klingt das Lachen versöhnlich und konziliant. Dafür gibt es diese Aussagen: *„Wer sich lächelnd begegnet, begegnet friedlich.“* Und: *„Wo man singt, da lass dich ruhig nieder. Böse Menschen haben keine Lieder.“*

Leider stimmt das nicht komplett, weil es zuweilen Ausnahmen gibt wie: Singend in den Krieg ziehen, Orchestermusik am Eingang bzw. Ausgang von Konzentrationslagern, Konzert- und Comedy-Veranstaltungen beim abendlichen Unterhaltungsprogramm für die Angehörigen der SS. In ihren Lagern wurden Kabaretts organisiert und Clowns mussten auftreten, die die KZ-Schergen zum Lachen bringen sollten. Diese haben garantiert über etwas anderes gelacht als die Gefangenen. So haben sich makabre Situationen abgespielt. In dem Roman *Das Lachen und der Tod* wird die Geschichte des niederländischen Komikers Ernst Hoffmann beschrieben (Wiebeling 2015). Hoffmann wurde 1944, zusammen mit anderen Verfolgten, in ein Konzentrationslager in Polen gebracht. In dem Blockältesten seiner Baracke, dem herzensgutem Polen Schlomo, fand er einen Verbündeten. *„Humor! Das ist gut Holländer, sehr gut. Bewahre ihn dir, solange du kannst“*, erklärte Schlomo. Zuhause hatte Hoffmann versucht, mit dem Motto *„Jeden Tag ein Lacher“* seinen depressiven Vater aufzuheitern. Nun bekam er ein paar Extra-Socken als Deal für das Erzählen von einem Witz. Ernst Hoffmann wollte Kontakt aufnehmen zu Helena, der Frau seines Herzens, die sich ebenfalls im Lager befand. Schlomo meinte, er könne dabei vielleicht helfen und nannte ihm die Gegenleistung, die er dafür erwartete: *„Du musst den Menschen Mut machen, Holländer. Ich möchte, dass du die Häftlinge in unserer Baracke zum Lachen bringst.“*

Hoffman hatte seine Zweifel, ob die Häftlinge das überhaupt so wollten. Schlomo berichtete ihm daraufhin: *„Ich kenne zwei Köche, die sich jeden Tag ein neues Rezept ausdenken. Jeden Tag! Welches Fleisch, welche Garzeit, die Sauce, die Gewürze, das Gemüse, alles. Nach dem Krieg werden sie eine Woche für mich kochen. Das gibt ihnen Mut, Holländer. Hoffnung! Sie wachsen kurz über ihr Leid hinaus. Du kannst dafür sorgen, dass die Menschen das Lager vergessen. Mit einem Lächeln.“* Zwei Worte die zusammengehören: *Ohne Mut keine Hoffnung. Ohne Hoffnung kein Mut.*

Pieter Wiebeling schreibt: „Humor ist eine Flucht“. Und lässt Ernst Hoffmann über folgendes nachdenken: *„Ich frage mich, ob der Mensch dem Leid entfliehen kann, indem er einfach mit einem Lachen darüber hinweggeht. Oder muss man die Qualen erst durchleiden, um sie endgültig hinter sich lassen zu können? Ist das Lachen nur dann gerechtfertigt? Ist Humor erst dann Humor, wenn es sich um verarbeitetes Leid handelt?*

Hoffmann nahm die Herausforderung an, die völlig erschöpften Mithäftlinge abends zum Lachen zu bringen. Dafür schlüpfte er in die Rolle von Charlie Chaplin. Schlomo kümmerte sich um die Kostümierung. Außerdem führten sie eine Lagerregel ein: *„Jeden Tag ein Lacher“*. Die Idee war: Nach dem Abendappell erzählt jemand einen Witz, berichtet von einem komischen Vorfall, gibt eine Erinnerung oder eine Anekdote zum Besten – mit dem einzigen Ziel, dass alle darüber lachen können. Wer sich dabei am besten schlug, bekam vom Blockältesten ein Stück Brot oder Wurst, ganz nach dem Motto: *„Überleben mit Humor“*. Doch das kam allerdings unterschiedlich gut an. Einer empörte sich: „Es ist krank, hier Späße zu machen, während so viele Menschen um uns herum leiden. Das zeugt von keinerlei Respekt.“ Ein anderer meinte jedoch: „Wir lachen, um nicht wahnsinnig zu werden. Um uns einen Rest geistiger Gesundheit zu bewahren.“ Eine weitere Meinung war: „Wir haben sehr wohl Respekt. Humor ist nichts weiter als die strikte Weigerung, der Tragödie das letzte Wort zu überlassen.“

Diese unterschiedlichen Sichtweisen kannst du in allen Situationen wiederfinden, in denen Lachen undenkbar erscheint. Das sind Krisenzeiten, jeglicher Art; Gemütszustände nach der Diagnose von schweren oder unheilbaren Krankheiten; die Kündigung des Arbeitsplatzes; Todesfälle und Beerdigungen und vieles andere mehr.

Als der deutsche Lagerkommandant von den allabendlichen Belustigungen erfuhr, wollte er, dass Hoffmann nur vor den SS-Leuten als Kabarettist auftrat. Der Komiker wiedersetzte sich zunächst. Er konnte sich ganz und gar nicht vorstellen, sich auf diese Situation einzulassen. Dann machte ihm der Lagerkommandant, der ihn unbedingt als Erheiterung in seinem Abend-Programm dabei haben wollte, ein verlockendes Angebot. Er versprach ihm, sich darum zu kümmern, dass Helena am Leben blieb, wenn er an diesem Abend die heiteren Einlagen besorgen würde. Nur aus diesem Grund ließ sich Hoffmann widerwillig auf einen unglaublich emotionalen Spagat ein: Witze zu machen, die nicht seinem eigenen Humor entsprachen und doch seine Feinde zum Lachen bringen sollten. Eine sehr berührende Geschichte über Witz und Humor in einer lebensbedrohlichen Umgebung. Er lachte um das Leben der geliebten Frau.

Diese Geschichte zeigt deutlich, wie tief wir mit einer Lebenshaltung verknüpft sind, wenn wir lachen. Mit was identifizierst du dich so, dass dein Lachen reines Glück und Freude ist? Und wo verbiegst du dich? Wo fühlst du Verrat? Wo lachst du aus Angst mit? Im Büro? Bei deinem Chef? Bei deinem neuen Freund? Um zu gefallen? Und wenn du einen Witz nicht verstanden hast? Lachst du dann auch, um dich nicht bloßzustellen? Und lachst du nur, um dazu zu gehören? Wo empfindest du innere Verbindung zu deinem Lachen und wo die Trennung? Ich möchte dich dazu ermuntern, dein ganz eigenes Lachen zu lachen. Lebe dein Lachen. Lach dich frei!

Reißverschluss-Lachen

Wirkung	Inneres Kind erwecken Wechsel von lautem und leisen Gelächter Signal-Setzen
Ausführung	▪ Zwischen deinen Lippen befindet sich ein Reiß-verschluss ▪ Finger 1-3 deiner rechten Hand an den linken Mundwinkel anlegen ▪ Dein Mund ist geschlossen ▪ Deine Fingerkuppen gleiten an deinen Lippen entlang – Reißverschluss geht auf – dein Mund öffnet sich lachend ▪ Deine Fingerkuppen gleiten über dem Mund nach links – Reißverschluss geht zu – Mund zu und schweigen ▪ Spiel damit: mal schnell – mal langsam ▪ öffnen – schließen Vielleicht klemmt der Reißverschluss auch mal

Leben-Suppe oder Zaubertrank

Wirkung	Lernen dich gut zu versorgen Sensibilisieren für Genießen Sensibilisierung für Stärkung
Ausführung	Alle stehen im Kreis - rechte Schulter zur Mitte ▪ Rechten Arm zur Mitte strecken ▪ Hand fausten und den Daumen strecken ▪ Mit der Faust den Daumen des hinteren Teilnehmers umfassen, sodass ein kleiner Hand-Kreis entsteht / der Suppentopf ▪ In diesen Topf darf nun jeder etwas hineintun: Freude, Tanzen, Frieden, Lachen, Erdbeeren, Sonne, Urlaub, saure Gurken / was besonders lecker ist oder gut tut / was dich stärkt oder verzaubert ▪ Nun wird die Suppe gut verrührt / dazu den linken Arm hochnehmen und stampfend gemeinsam im Kreis gehen ▪ Stell dir vor ihr seid ein großer Thermomix oder ihr tanzt um einen großen Feuertopf, mit Indianergesang ▪ Ist die Suppe fertig, darf jeder aus dem Topf schöpfen und genießerisch trinken: *„Hmmmmm."* ▪ Nachspüren, wie die Leben-Suppe oder der Zaubertrank in deinen Magen fließt und dir in jeder Zelle deines Körper Kraft gibt ▪ Jeder darf drei Mal schöpfen und trinken ▪ Dann lachend den Topf auflösen ▪ Hände ausschütteln ▪ Deine Hände auf deinen Bauch legen ▪ Im Uhrzeigersinn sanft über deinen Bauch streichen und nochmal genießen: *„Hmmmmmmmm-Lecker Hmmmmm. Tut das gut."*

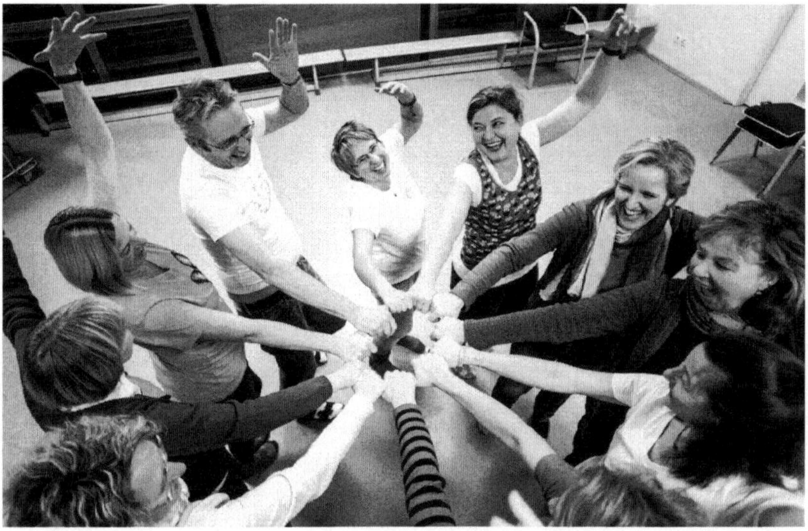

Abb. 11: Leben-Suppe / Zaubertrank. Foto: Nadja Jacke

Die agelotische Mimik

Das spezifische Merkmal der Gelotophobie ist eine erstarrte Mimik und Gestik. Dieses „hölzerne" Erscheinungsbild ist der eigentliche Grund, weshalb die Betroffenen auf ihre Mitmenschen komisch bzw. lächerlich wirken (vgl. Titze 2007, 2009).

Gelotophobikern gelingt ein echtes Lachen oder Lächeln nicht wirklich. Ihre Mimik ist maskenhaft und emotionslos, erweckt aber auch einen abweisenden und unzugänglichen Eindruck. Insgesamt ist ihr Erscheinungsbild „agelotisch"[7], das heißt, es fehlt jene freudige Heiterkeit, die ein Wesensmerkmal des Lachens ist.

Ein solcher Gesichtsausdruck lässt sich in vielen Fällen darauf zurückführen, dass die frühen Bezugspersonen der Betroffenen ebenfalls nicht die Fähigkeit besaßen, mit einer Mimik zu kommunizieren, die von einem weichen Lächeln oder einem offenen Lachen erfüllt war. So musste das Kind dieses Gesicht als versteinert, leer, desinteressiert und unlebendig erleben. Wenn bereits Säuglin-

[7] Wörtlich übersetzt: frei von Hinweisen auf das Lachen.

ge mit einem solchen Gesicht konfrontiert werden, kann die affektive „zwischenmenschliche Brücke“ nicht aufgebaut werden. Als Konsequenz können diese Kinder ein Lächeln oder Lachen nicht als eine positive Bestätigung der eigenen Person interpretieren. Und sie können kaum prosoziale Emotionen entwickeln, in denen sich eine vorbehaltlose Freude am gemeinschaftlichen Leben widerspiegelt. Stattdessen erscheinen ihnen ihre Mitmenschen prinzipiell als kalte Fremde.

Dementsprechend reagieren Gelotophobiker auf die mimischen und stimmlichen Ausdrucksmittel des Lachens bzw. Lächelns mit einer deutlichen Abneigung. Dabei bringen sie nonverbal zum Ausdruck, dass sie sich angesichts von lachenden und/oder lächelnden Mitmenschen sehr unbehaglich fühlen – ganz unabhängig davon, wie die wahren Motive der Betreffenden sein mögen.

Familiäre Ursachen der Gelotophobie

Von einer Gelotophobie sind häufig Menschen betroffen, die das Produkt einer (scheinbar) besonders guten Erziehung waren (vgl. Titze 2007, Kap. 3). Sie mussten demzufolge starre Rollen übernehmen und durften nicht wirklich Kinder in einem affektiv spontanen Sinne sein. Sie mussten sich so verhalten, als wären sie kleine Erwachsene, die das Wohlergehen anderer Menschen als ihre wichtigste Aufgabe ansehen.

Daraus ergaben sich in der Regel unnatürlich enge Bindungen an die Familie, was wiederum unlösbare Konflikte mit Außenstehenden, gewöhnlich Gleichaltrigen, nach sich zog. Die Eltern zwangen ihren Kindern eine häufig überzogene normative Ideologie auf, die allein bestimmte, was richtig und falsch zu sein hatte. Der alleinige Maßstab ergab sich aus den selbstbezogenen Realitätsauslegungen der Eltern. Falls sich das Kind geweigert hatte, diesen Vorgaben zu folgen, wurde es häufig durch einen beschämenden Liebesentzug, indirekte Vorwürfe und Schuldzuweisungen gedemütigt: Carlo Collodi (1990) hat in der Gestalt von Pinocchios Feenmutter eine solche Bezugsperson beispielhaft beschrieben.

So wurde das Kind seiner natürlichen Spontaneität beraubt und in seiner Lebendigkeit gehemmt. Es wurde – dem Beispiel Pinocchios folgend – zu einer unlebendigen Spielzeugpuppe, die auf die

Mitmenschen starr, manieriert oder eben „komisch“ wirkt. Und genau das kann zur Folge haben, dass es zu einem Verlachen kommt, das auf längere Sicht traumatisierend wirken kann. In der untenstehenden Systematik werden die Ursachen und Auswirkungen der Gelotophobie zusammengefasst:

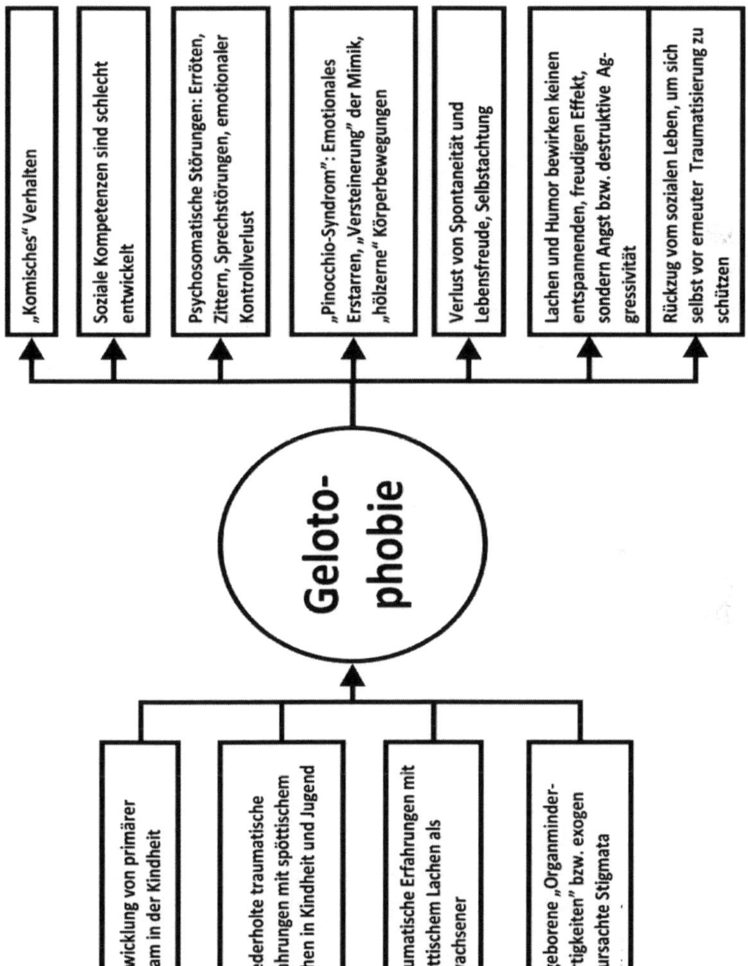

Facetten der Gelotophobie

Das Phänomen der Gelotophobie wurde erstmals 1995 beschrieben (Titze 2007). Die einzelnen Facetten wurden später in einem Fragebogen zusammengefasst (vgl. Ruch & Titze, 1998; Titze, 2009; Titze & Kühn 2010, 75ff., 2010). Sie beziehen sich im Einzelnen auf diese Teilaspekte:

Traumatisierende Erfahrungen mit herabsetzendem Lachen (= Auslachen) in frühen Phasen der Lebensgeschichte

- „Während meiner Pubertät habe ich den Kontakt zu Gleichaltrigen gemieden, um von diesen nicht ver spottet zu werden."
- „In der Schule wurde ich häufig gehänselt."
- „Einige meiner Lehrer machten sich im Unterricht über mich lustig, wenn ich schlechte Leistungen brachte."
- „Meine Mutter bzw. mein Vater straften mich regelmäßig durch ironische/sarkastische Bemerkungen."

Angst vor dem Lachen der Anderen

- **„Wenn** ich von jemandem ausgelacht wurde, kann ich mit diesem Menschen nie wieder unbefangen umgehen."
- „Wenn scherzhafte Bemerkungen über mich gemacht werden, fühle ich mich wie gelähmt."
- „Es dauert sehr lange, bis ich mich davon erhole, von An deren ausgelacht worden zu sein."
- „Anderen Menschen bereitet es Vergnügen, mich in eine peinliche Situation zu bringen."
- „Schlagfertigen und humorvollen Menschen gegenüber empfinde ich Minderwertigkeitsgefühle."

Empfindsamkeit gegenüber Verspottung

- „Wenn in meiner Gegenwart gelacht wird, werde ich misstrauisch."
- „Wenn Fremde in meiner Gegenwart lachen, beziehe ich dies häufig auf mich."
- „Blickkontakt zu halten fällt mir schwer, weil ich mich davor fürchte, abschätzig beurteilt zu werden."
- „Wenn andere Menschen spüren, dass ich mich unwohl fühle, fangen sie an, mich zu verachten."
- „Wenn mir jemand zulächelt, könnte eine böse Absicht dahinter stecken."

Kritische Selbstbeurteilung des eigenen Körpers

- „Wenn ich mich vor Anderen blamiert habe, erstarre ich völlig und bin unfähig, mich angemessen zu verhalten."
- „Beim Tanzen fühle ich mich unwohl, weil ich überzeugt bin, dass ich auf diejenigen, die mich dabei beobachten, lächerlich wirke."
- „Ich kontrolliere mich stark, um nicht unangenehm aufzufallen und mich dadurch lächerlich zu machen."
- „Wenn ich von Anderen verspottet werde, verliere ich meine Fassung und bin nicht mehr fähig, meine Bewegungsabläufe angemessen zu steuern."
- „Meine Körperhaltung und meine Bewegungsabläufe sind irgendwie komisch."

Kritische Selbstbeurteilung eigener verbaler und nonverbaler kommunikativer Kompetenzen

- „Wenn ich nicht Angst hätte, mich lächerlich zu machen, würde ich in der Öffentlichkeit viel mehr sprechen."
- „Ich glaube, dass ich auf Andere komisch wirke."
- „Vorstellungsrunden bereiten mir große Angst, weil ich stottern, erröten oder sonst wie unangemessen reagieren könnte."
- „Wenn ich einen Witz erzähle, kann ich plötzlich Herzklopfen oder eine belegte Stimme bekommen."

- „Wenn ich mich an Diskussionen beteilige, empfinde ich meine Argumente als lächerlich."
- „Wenn ich mich am Telefon verhaspele, stelle ich mir sofort das verächtlich grinsende Gesicht meines Gesprächspartners vor. Ich gerate dann in Panik."

Sozialer Rückzug

- „Obwohl ich mich häufig einsam fühle, neige ich dazu, sozialen Aktivitäten aus dem Wege zu gehen, um mich vor Verspottung zu schützen."
- „Wenn ich irgendwo einmal peinlich aufgefallen bin, meide ich diesen Ort konsequent."
- „Im Karneval vermeide ich es, mich am närrischen Treiben zu beteiligen, weil ich mich innerlich verkrampfe."

Problematischer Umgang mit den Anderen

- „Gerade dann, wenn ich mich relativ unbeschwert fühle, ist die Gefahr besonders groß, dass ich unangenehm auffalle und auf Andere komisch wirke."
- „Ich bin für Andere nur dann akzeptabel, wenn ich in keiner Wiese unangenehm auffalle."
- „Es ist mir nicht möglich, mit Menschen, die mich erotisch ansprechen, unbefangen zu flirten."
- „Manche Menschen, die mich als lächerlich wahrnehmen, empfinden Mitleid mit mir."
- „Wenn ich in Gegenwart Anderer gelobt werde, schäme ich mich und verhalte mich komisch."

Minderwertigkeitsgefühle und Neid, die aus dem Vergleich mit den Humorkompetenzen der Anderen entstehen

- „In Gesellschaft fröhlicher Menschen fühle ich mich häufig unwohl, weil ich fürchte, nicht mithalten zu können."
- „Wenn ich im Fernsehen fröhlich lachende Menschen sehe, die unbeschwert miteinander feiern, werde ich neidisch."

Validierung des Gelotophobie-Konzepts

In empirischen Studien wurden statistisch abgesicherte Erkenntnisse über die Persönlichkeitsstruktur von Gelotophobikern gewonnen. So berichtete Ruch (2004), dass Gelotophobiker intensive Schamerfahrungen im Verlauf ihres Leben gemacht zu haben scheinen. Gelotophobiker empfinden zudem negative Gefühle, wenn sie andere Menschen lachen hören (Ruch, Altfreder & Proyer 2009).

Ein charakteristisches Merkmal, das die Einstellung von Gelotophobikern kennzeichnet, ist ihre Unfähigkeit, bösartigen Spott von spielerischen Neckereien zu unterscheiden. Für sie ist das Lachen grundsätzlich aggressiv, weshalb sie auch einen harmlosen Witz als einen gegen sie gerichteten bösartigen Angriff missdeuten. Diese Menschen scheinen insgesamt Probleme zu haben, Humor adäquat zu interpretieren (Ruch, Altfreder & Proyer 2009). Sie verstehen die positive Seite des Humors wahrscheinlich nicht und können sich in die affektiv warme Art und Weise, die den Humor auszeichnet, nicht hineinversetzen. Wenn Gelotophobiker gefragt werden, bei welchen Gelegenheiten sie ausgelacht wurden, zählen sie nicht mehr Vorkommnisse auf als andere Menschen. Im Unterschied zu diesen empfinden sie diese Vorkommnisse aber als weit mehr belastend und schmerzhaft (Gaidos 2009; Hemmer 2010).

Zudem wurde zudem ermittelt, dass Gelotophobiker nicht zwischen einem freundlichen und einem feindseligen Lachen unterscheiden können und dass sie auf jedes Lachen mit negativen Gefühlen wie Scham, Furcht und Ärger reagieren (Platt 2008). Die Fähigkeit, Freude zu empfinden und sozial verbindliche Formen von Humor zu entwickeln, ist bei ihnen eingeschränkt (Ruch, Beerman & Proyer 2009). Die meisten Gelotophobiker erinnern sich außerdem an peinliche Kindheitssituationen, in denen sie von ihren Bezugspersonen verspottet und ausgelacht wurden (Proyer, Hempelmann & Ruch 2009).

Den „Sprengsatz Lachen" entschärfen

Die Gelotophobie zeigt, dass es sich beim Lachen um eine wahre Urkraft handelt, die veredelt werden muss, soll sie keine unheilvollen Wirkungen hervorbringen. Angesichts dieser Problematik hat die Kulturwelt stets nach Mitteln und Wegen gesucht, um die Brisanz dieses urtümlichen „Sprengsatzes" zu entschärfen und gemäßigtere Weisen zur Abfuhr von Lebensenergie zu finden. So entwickelte sich allmählich der kultivierte „gute Humor", der in seiner trockenen Art freilich weniger zum Lachen als zum Lächeln oder Schmunzeln anregt. Arthur Koestler (1966, 83) stellt folgerichtig fest, dass die veredelten, also „raffinierteren" Formen des Humors gemischte, oft widersprüchliche Gefühle hervorrufen.

Das Osterlachen

Am Beispiel des Osterlachens kann dies näher erläutert werden: Zu allen Zeiten erfüllte den Menschen eine schaurige Furcht vor der erhabenen Macht des Todes. Die Erkenntnis, als Einzelner der Gewalt dieses unerbittlichen „Gevatters" ganz und gar ausgeliefert zu sein, ließ die Menschen immer schon Zuflucht und Trost in der Religion suchen. Es galt der Grundsatz: Nur Gott allein kann die Macht des Todes brechen und dem Menschen das ewige Leben schenken. Für den Christen war die Auferstehung Jesu ein hoffnungsträchtiges Symbol für die Überwindung des Todes, der damit, wie es in einem mittelalterlichen Kirchenlied heißt, „keinen Stachel" mehr hat. Dies löste bei den Menschen früherer Jahrhunderte eine ungemein große Erleichterung und Freude aus, die immer auch mit einem befreienden Ausbruch von Freude einherging. Man sprach in diesem Zusammenhang in der gesamten Christenheit von einem „Osterlachen".

Die Anthropologin Maria Caterina Jacobelli (1992) schildert den mittelalterlichen Brauch, den Gottesdienst in der Osternacht von Possenreißern feiern zu lassen. Diese taten das Gegenteil von all dem, was ein richtiger Priester tun sollte. Als Gewährsmann führt die Autorin den württembergischen Pfarrer Johann Hausschein an, der Anfang des 16. Jahrhunderts einen Bericht über diese seltsamen Bräuche verfasst hatte (ebd., 14). Er beschrieb dabei solche „Gegenpriester“ ausführlich:

„Einer schrie immer ‚Kuckuck‘ wie der gleichnamige Vogel, wenn er im hohlen Weidenbaume seine Jungen gefressen hat. Ein anderer legte sich auf Rindermist, tat, als wäre er im Begriff, ein Kalb zu gebären und trieb die näher Kommenden nach Art der Gänse durch Schnattern von sich weg. Wieder ein anderer zog einem Laien eine Mönchskutte an, machte ihm dann vor, er sei nun Priester, und führte ihn zum Altare. Wieder einer erzählte, mit welchen Mitteln der Apostel Petrus die Wirte um die Zeche betrogen hatte.“

Die erklärte Absicht solcher Narrenspiele war, die Gläubigen zu einem möglichst lauten Gelächter anzuregen. Zuweilen sei dieses meilenweit zu vernehmen gewesen, schreibt Jacobelli.

Auch in der Orthodoxie des alten Russland wurde dieser deftige Brauch ausgelebt. Die Menschen versammelten sich am Ostermorgen auf dem Friedhof. Nachdem sie sich begrüßt hatten, sangen sie ihre Osterlieder und beteten. Und dann fingen plötzlich alle an zu lachen! Sie lachten brüllend, bis ihnen die Tränen kamen. Sie lachten den Tod aus im Bewusstsein grenzenloser Stärke, *„denn der Herr ist wahrhaft auferstanden“!*

Dieser ungestüme Ausbruch freudiger Gefühle ist dem heutigen Christen weitgehend fremd. Das entsprechende ungezügelte Lachen würde wahrscheinlich großes Missfallen und Unverständnis hervorrufen. Heutzutage beschränkt sich der Priester am Ostermorgen auf eine Predigt, die den Gläubigen lediglich erheitern, das heißt, zu einem Lächeln anregen soll. Das Osterlachen wurde in seiner ursprünglichen Kraft mithin „entschärft“.

Osterlachen in unserer Zeit

„Lachen ist eine Lobpreisung des Lebens"
Silvia Rößler

Mir ist es schon seit meiner Kindheit ein Anliegen, dass auch in der Kirche gelacht werden darf. In dem Buch *Hallo Mister Gott, hier spricht Anna* wünschen sich die Kinder eine Lachkirche. Dieser Wunsch spricht mir aus dem Herzen. So viele Verbote, die das untersagen. Wenn mir als Kind doch mal ein Lachen rausrutschte, hatte ich sofort den Ellenbogen meiner Mutter zwischen meinen seitlichen Rippen. Lachyoga unterstützt mein Anliegen, denn „lachen ohne Grund" wollen wir auch an Plätzen, an denen es zunächst undenkbar erscheint.

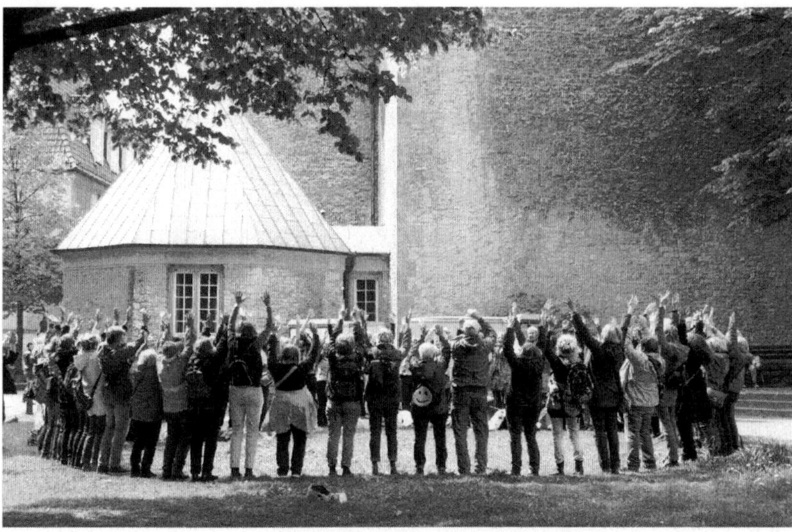

Abb. 12: Lachkreis. Foto: Josef Schomaker

Auf dem zweiten Deutschen Lachyoga-Kongress 2011 in Horn-Bad Meinberg berichteten die beiden Lachyoginis und Künstlerinnen Brigitte Kottwitz und Carolyn Krüger, Künstlername CaBri, über ihr Kunst-Projekt *„Lachen erlaubt."* Ein Teil davon ist *„Der la-*

chende Kirchturm". Diese Aktion begeisterte mich sofort und meine Idee stand fest: Dieses Projekt möchte ich auch nach Bielefeld holen. Dazu brauchte ich aber die passende Kirche und einen Pfarrer, dem das auch am Herzen liegen könnte. Zu meiner Freude konnte ich Pfarrer Armin Piepenbrink-Rademacher von meinem Vorhaben begeistern. Nun galt es, weitere Zuständige zu überzeugen. Dafür beschlossen wir, zunächst Lachen *in* die Kirche zu bringen, und zwar mit etwas, was der Kirchengeschichte entlehnt ist: Das Osterlachen. Drei Jahre in Folge zelebrierten wir dann in der Altstädter Nicolaikirche, der Stadtkirche von Bielefeld, einen Osterlach-Gottesdienst und inzwischen habe ich auch eine Podcast Folge #21 dazu aufgenommen: „*Osterlachen – Es lebe das Leben.*" Es ist dies die frohe Botschaft des Glaubens in Verbindung mit der frohen Botschaft des Lachyoga. Eine wunderbare Verknüpfung. Beides nährt die Hoffnung und stärkt in und nach einer Krise die Lebensfreude. Beides mindert unsere Angst. Wer lacht, kann nicht gleichzeitig Angst haben. Wer singt, kann nicht gleichzeitig Angst haben. Und „*In der Krise blüht der Witz*", besagt ein jüdisches Sprichwort. Somit lasen wir Texte, erzählten Witze, sangen fröhliche Lieder, machten Lachyoga und leiteten ein Singspiel an.

- Aschermittwoch bekommt Fritzchen ein Aschekreuz
  auf die Stirn.
  Der Priester erklärt ihm, dass es daran erinnern soll,
  dass Menschen nach dem Tod zu Staub zerfallen.
  Als Fritzchen wieder zu Hause ist, sagt er ganz aufgeregt zu seiner Mutter: „Mama, Mama, unter meinem
  Bett liegen Tote."

Welch freudige Atmosphäre in der gesamten Kirche! Wir widerlegten doch glatt die Wort des Philosophen Friedrich Nietzsche: „*Erlöster müssten mir die Christen aussehen, wenn ich an ihren Erlöser glauben sollte.*" Die Gottesdienstbesucher sahen sehr entspannt und fröhlich aus. Der Küster gab mir die Rückmeldung, dass innerhalb seiner Berufsjahre noch nie so viele lachende Menschen aus der Kirche herausgekommen waren.

Lachen in den Himmel werfen

Wirkung	Fördert deine positive Grundhaltung Stärkt deine geöffnete Körperhaltung Verbindet dich mit Himmel und Erde Vertieft deine Atmung
Ausführung	▪ Beuge dich aus dem Stand nach vorne ▪ Hole nun aus dem Boden heraus ein Lachen ▪ Richte dich langsam – Wirbel für Wirbel – wieder auf ▪ Nimm dabei das Lachen aus der Erde mit ▪ Gleichzeitig ansteigend tönen: *„Haaaaaaaa...“* ▪ Deine Hände dabei vor deinem Körper hochführen Ungefähr ab Höhe des Kinns: ▪ Deine Arme und dein Lachen hoch zum Himmel werfen: *„Hahahahahaha!“*
Vorstellung	Dein Lachen in die Kirchenkuppel werfen... und weiter in den Himmel hinein

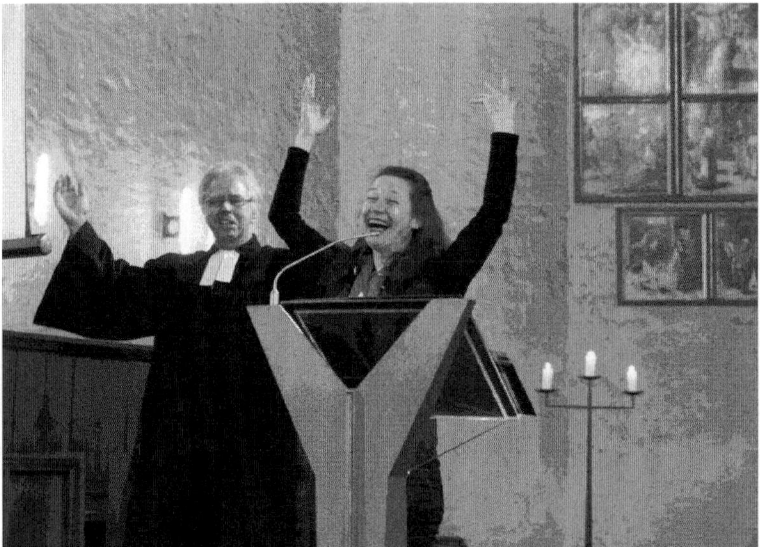

Abb. 13. Lachen in den Himmel werfen. Foto: Josef Schomaker

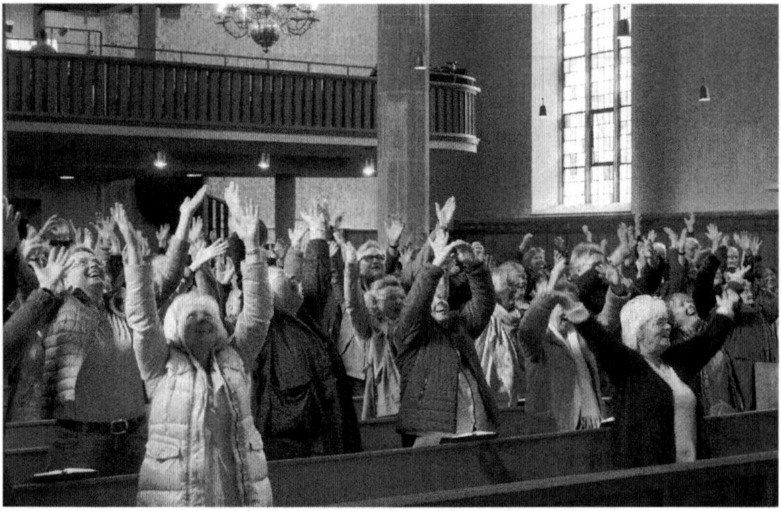

Abb. 14: Lachen in den Himmel werfen. Foto: Josef Schomaker

Drei-Herze-Lachen

Wirkung	Positive Zuwendung zu dir selbst Verbindung mit deinen Mitmenschen Verbindet dich mit dem Universum Vertieft deine Atmung
Ausführung	Mit deinen Händen ein kleines Herz beschreiben – für dich selbst: dabei leise lachen Mit deinen Händen ein etwas größeres Herz beschreiben – für deine Nachbarn, Freunde, Verwandte, usw.: Dabei etwas lauter lachen Ein ganz große Herz beschreiben – für das große Ganze: Dabei laut lachen!

Bewegungslied:
„If you're happy and you know it"

<table>
<tr><td>Wirkung</td><td>Heitere Lebenshaltung
Angstreduktion
Gemeinsamkeit stärken
Vertieft deine Atmung</td></tr>
<tr><td>Ausführung</td><td>Singen<ul><li>„If you're happy and you know it clap your hands"</li><li>Zwei Mal in deine Hände klatschen</li><li>Diese Abfolge wiederholen</li><li>„If you're happy and you know it and you really want to show it – if you're happy and you know it clap your hands."</li><li>Zwei Mal in deine Hände klatschen</li></ul>Dasselbe mit:<ul><li>stomp your feet</li><li>snap your fingers</li><li>sniff your nose</li><li>shout „We are!"</li></ul></td></tr>
<tr><td>Hinweis</td><td>Text und genaue Anleitung findest du im Internet.</td></tr>
</table>

Noch eine Frage: „Was meinst du? Kann ein Christ einen Heiden-Spaß haben?"

Freiwillige und unfreiwillige Komiker

Indem sich Gelotophobiker nach Kräften bemühen, den Erwartungen der sozialen Welt hundertprozentig zu entsprechen, gelangen sie paradoxerweise in die Rolle von unfreiwilligen Komikern: So stolpern sie gelegentlich über Stühle, verschütten Getränke und erröten bei jeder Kleinigkeit! Diese peinlichen Fehlleistungen rufen natürlich Stress hervor, der die ohnehin schon bestehende Anspannung noch weiter verstärkt. Und das trägt zur weiteren Verunsicherung bei. Allmählich gelangen die Betroffenen dadurch in die Position von unfreiwilligen Komikern, die in jeder Hinsicht unsicher wirken.

So ist schon ihre Standfestigkeit nicht sicher. Der Kopf scheint in schwindelnder Höhe zu schweben, da der feste Bodenkontakt nicht hergestellt wird. Daraus ergeben sich häufig tatsächliche Schwindelgefühle. Eine solche Störung des Gleichgewichts setzt dem Bewegungsspielraum deutliche Grenzen, was dann besonders problematisch wird, wenn sich der betreffende Mensch einerseits darum bemüht, locker zu wirken, andererseits aber erkennbar um Fassung ringt. Doch je mehr sich ein unfreiwilliger Komiker um Selbstbeherrschung bemüht, desto mehr wird sich die muskuläre Spannung verstärken, woraus sich allmählich ein richtiger Teufelskreis aufbauen kann. Dies äußert sich in dem bereits beschriebenen agelotischen Erscheinungsbild. Gerade dadurch wirken die Betroffenen aber komisch bzw. lächerlich...

Professionelle Spaßmacher gehen den entgegengesetzten Weg, indem sie alles daran setzen, um diesem komischen Erscheinungsbild den letzten Schliff zu geben. So setzen sie – wie etwa Charlie Chaplin – alles daran, sich wie ein komischer Hampelmann zu präsentieren. Indem sie dadurch unverkennbar ihre Lächerlichkeit zur Schau stellen, gelingt es ihnen, ihr Publikum in voller Absicht zum Lachen zu bringen. Und in diesem *Willen zur Lächerlichkeit* tut sich der große Unterschied zu einem unfreiwilligen Komiker auf, der genau das um jeden Preis vermeiden möchte! Damit agiert der freiwillige Komiker als eine Art unverschämter Gegenspieler des (durch seine Schamangst) gehemmten Gelotophobikers. Und er kann diesem – wie ein richtiger Coach – dabei zeigen, wie sich die Angst vor Lächerlichkeit durch den erklärten *Mut zur Lächerlichkeit* bewältigen lässt. Viktor Frankl (1987, 164) beschrieb diesen paradoxen Weg im Hinblick auf die therapeutische Situation so:

„Der Patient bedarf eines Mutes zur Lächerlichkeit. Der Arzt darf sich nicht genieren, dem Patienten vorzusagen, ja vorzuspielen, was der Patient selbst tun soll.“

Mit Hilfe dieser „paradoxen Intention“ kann ein unfreiwilliger Komiker allmählich lernen, sich konsequent zu einem freiwilligen Komiker zu entwickeln. Und dies ist jemand, der das Lachen nicht fürchtet, sondern für seine Selbstbestätigung geradezu braucht!

Fjodor Dostojevskij (1964) drückte dies in seiner phantastischen Erzählung *Der Traum eines lächerlichen Menschen* so aus: *„Die, die über mich lachen, die liebe ich am meisten!"* Diese Paradoxie soll an einem Beispiel erläutert werden:

- Herbert S. begann schon in der Kindheit zu stottern. Das war für andere Kinder, aber auch etliche Erwachsene, immer wieder ein Anlass, ihn zu hänseln und nachzuäffen. Daraus entwickelte sich allmählich eine tiefgehende Sprechangst, die um die Überzeugung kreiste, zutiefst lächerlich und komisch zu sein. Im Alter von 40 Jahren schloss sich Herbert einer therapeutischen Humorgruppe an, wo er mit Hilfe der paradoxen Intention sein „komisches Sprechen" perfektionieren durfte. Nach etwa zehn Monaten schrieb Herbert in sein Therapietagebuch:
- *Sprechen war für mich mit großer Angst und Scham verbunden. Ich fühlte mich gegenüber Kollegen und Bekannten in einer für mich unerträglichen Weise unterlegen. Sobald ich mich dabei ertappt habe, zu lispeln oder zu stottern, überkam mich eine tiefe Verzweiflung, die meine Gehemmtheit noch weiter steigerte. In den vielen Clownsübungen, die ich inzwischen durchgeführt habe, konnte ich jedes Mal die gleiche befreiende Erfahrung machen: Ich konnte erleben, dass ich mit Lust und Ulk gerade das absichtlich produzieren darf, was mir bislang wie ein fremder Zwang erschien. Das Gelächter, das ich dabei hervorrufe, geht nicht mehr gegen mich. Es ist Anerkennung für meinen Erfolg als Komiker."*

Das Humordrama

Im Humordrama geht es zunächst um die Schilderung von Scham auslösenden Situationen, die sodann in einen lebensgeschichtlichen Zusammenhang gestellt werden. Dies entspricht der allgemeinen Methodik einer aufdeckenden Psychotherapie (Titze 2007, 2009b,

2014). So werden verschiedene Stationen der Schamentstehung erkennbar. Sie sind Glieder einer Kette, die sich aus dem Hier und Jetzt der Gruppensituation bis hinein in die Beziehungsstruktur der Herkunftsfamilie zurückverfolgen lassen. Fokussiert wird dabei die Angst, sich „danebenzubenehmen", etwas Falsches zu sagen bzw. zu tun und dadurch unangenehm aufzufallen. Aus genau diesem „Fehlverhalten" resultierte für die Betroffenen gewöhnlich der verhängnisvolle Wunsch, die eigenen Mängel zu überspielen, um sich „besser", das heißt, souveräner, unauffälliger oder eben „normaler" zu verhalten. Doch sobald die Clownsnase aufgesetzt wird, ist das Gegenteil angesagt: Die verschiedenen Stationen der Schamentstehung werden nun vorbehaltlos in Szene gesetzt (Esch 2020; Titze 2007b).

Der Clown als Leitfigur der Unvollkommenheit

Im Humordrama verkörpert ein therapeutischer Clown den freiwilligen Komiker (vgl. Esch 2020; Titze 1997, 2007b). Dadurch ist er oder sie geradewegs die Personifikation der paradoxen Intention! Dabei lebt der Clown lustvoll eben jene Impulse aus, die sich am kindlichen Lustprinzip orientieren (vgl. Titze 2007, Kap. 14). Damit steht er natürlich in einem klaren Widerspruch gegenüber den Idealen der Vollkommenheit, die das „normale" Erwachsenenleben bestimmen. Denn alles, was der Clown tut, gehört somit zur Lebenswelt eines kleinen Kindes: Es sind dies eine motorische Unbeholfenheit und Tollpatschigkeit, eine Unvernunft (die aus der Erwachsenenperspektive „dümmlich" erscheinen mag), sowie eine verbale Unvollkommenheit, die sich in einem komischen Stammeln und Radebrechen zeigt.

Es gibt verschiedene Clown-Figuren. Manche - wie etwa der Weißclown (Harlekin, Pierrot, Grazioso) - verfügen über eine Kompetenz, die für das kleine Kind untypisch ist. Doch nur der *Minimalclown*, der als Hanswurst oder Dummer August auftritt, agiert wie ein Kleinkind, das noch nicht richtig sprechen kann und das seine Körperfunktionen noch nicht beherrscht. Somit wirkt der Minimalclown komisch, ohne sich dessen aber im Geringsten zu schämen. Denn das beschämende Gebot einer perfektionistischen

Erziehung *Du sollst besser sein als du es bist!* ist für ihn oder sie belanglos. Und genau diese respektlose Haltung will der therapeutische Clown den spielenden Teilnehmern im Humordrama vermitteln. Dies erreicht er zunächst durch Ablenkung: Sobald die Betreffenden zu sehr „im Kopf“ bleiben, kann sie der Clown unter den Arm greifen, um mit ihnen kreuz und quer durch den Raum zu laufen und mit ihnen zu hüpfen oder zu tanzen. Und wenn der Spielende im Humordrama spricht, wird der therapeutische Clown dafür sorgen, dass der kontrollierte Redefluss gezielt gedrosselt wird, zum Beispiel mit Hilfe eines zwischen die Zähne geklemmten Weinkorkens – oder auch nur der eigenen Zunge, die beim Sprechen so weit wie möglich aus dem Mund hinaus gestreckt werden soll. Eine andere Möglichkeit der Ablenkung besteht darin, gezielt zu nuscheln, zu näseln oder bewusst zu stammeln. Selbstverständlich kann auch auf Gibberisch (vgl. S. 103, S. 104) gesprochen werden: So wird ein perfektes Sprechen nachhaltig verhindert. Und gleichzeitig wird die Brücke zu den ersten Sprechversuchen im Kleinkindalter geschlagen, als jegliche unvollkommene Wortschöpfung ein wunderbares Ereignis war.

Gleiches gilt für den körperlichen Ausdruck: auch hier ist normative Unvollkommenheit in Reinform angesagt! So soll zum Beispiel die Gestik so stark verlangsamt werden, dass die Bewegungen des Kopfes und der Extremitäten wie im Zeitlupentempo erfolgen. Der Clown lässt den Protagonisten zudem kleine, unbeholfene Schritte machen (was anfangs auch dadurch gefördert werden kann, dass die Füße durch eine Schnur aneinander gebunden werden). Dem Beispiel des hölzernen Hampelmanns Pinocchio entsprechend kann der therapeutische Clown dem Spielenden auch vormachen, mit durchgedrückten Armen und Knien hin und her zu gehen, sodass die Körperbewegungen ebenso komisch wirken wie die einer Marionette – oder wie die unbeholfenen Gehversuche eines kleines Kindes.

Die rote Nase des Clowns

Die rote Nase aus Gummi oder Schaumstoff ist das wohl wichtigste Ausdrucksmittel des Minimalclowns. Er oder sie trägt diese Nase, um zu zeigen, dass die Kategorien von perfektem Können und unvollkommenem Nichtkönnen aufgehoben sind. Auf dieses relativierende Ausdrucksmittel greift auch das Humordrama zurück. Sobald sich ein Teilnehmer die rote Clownsnase aufgesetzt hat, wird er oder sie regelmäßig zu einem freiwilligen Komiker, dessen Bestimmungszweck allein darin liegt, „alles weniger gut" zu machen. Genau das entspricht der Haltung eines „*un*verschämten" Kindes, die der therapeutische Clown anschaulich macht. Dabei macht er oder sie vor, wie es geht, im Hinblick auf starre Man-muss-Ideale lustvoll zu scheitern. Eine Seminar-Teilnehmerin beschrieb ihre diesbezüglichen Erfahrungen:

- *„Der Clown hat es gut. Was immer er sagt oder tut, er muss nie das Lachen der anderen fürchten. Denn sein erklärtes Ziel ist es ja, das Lachen der anderen auf sich zu lenken. Oh, wäre ich doch ein Clown! Dann könnte ich mich ganz ungehemmt geben, so oft ich wollte. Weshalb der Clown in mir die Assoziation ‚Affe' auslöst, weiß ich zur Stunde noch nicht. Vielleicht nur deshalb, weil der Affe beim Publikum dasselbe auslöst wie der Clown: Gelächter. Heureka!*
- *Ach ja, der Clown genoss am Hofe der Könige eine Narrenfreiheit, die darauf beruhte, dass er – wie das freche Kind auch! – den ‚richtigen Erwachsenen' halt doch nicht ebenbürtig war... Also ist die Entscheidung, zum affenähnlichen Clown zu werden mit dem Preis verbunden, nicht ebenbürtig sein zu wollen. Da ich aber als angepasste, überbemühte ‚Normale' ohnehin nie ebenbürtig war, ist diese Entscheidung nur konsequent.*
- *Der Affe, der die scheinbar Überlegenen nachäfft (und dadurch Gelächter hervorruft), wird so selbst zum Überlegenen. Dies empfand ich kürzlich, als ich mit einer bedrohlichen Autoritätsperson konfrontiert war. In meiner Not griff ich auf das Mittel des Nachäffens zurück – und wurde so zu eben jenem Kind, das ich in Wirklichkeit nie sein durfte. Das mimische Nachäffen führen uns selbstbewusste Kinder und Jugendliche bei allen Gele-*

genheiten vor; verbales Nachäffen vernahm ich aus Schülermund, als ich Zeugin wurde, wie Lehrer lächerlich gemacht wurden.

- *Wenn es nun auch mir, als Erwachsener, gelänge, das zu tun, was selbstbewussten Kindern und Clowns gelingt, nämlich Autoritätspersonen, die mich ängstigen, nachzuäffen und auszulachen, von ihrem Podest herunterzuholen und so für mich als nicht mehr bedrohlich erscheinen zu lassen: dann könnte ich vielleicht – irgendwann – doch ebenbürtig werden?*
- *Doch leider passt dieses selbstbewusste Verhalten nicht in die Rolle meines normalen Erwachsenseins. Also müsste ich mich entscheiden, von meiner Umwelt nicht als normale Erwachsene angesehen werden zu wollen, sondern als ‚verrückt' und ‚kindisch'. Doch habe ich eine andere Wahl? Kann ich meine Integrität anders bewahren, als im Nachäffen den Bumerang der Beschämung an den Beschämenden zurückzuwerfen?"*

Mut zum Verlacht werden

„Da es für meine Gesundheit äußerst förderlich ist, habe ich beschlossen fröhlich zu sein."
Voltaire

Der Clown macht es uns perfekt vor. Über Stolpersteine fallen, aber nicht daran verzweifeln. Er macht es sogar extra, um die Zuschauer zum Lachen zu bringen. Immer wieder sich der Situation von neuem stellen, bis dieses Scheitern perfekt gelingt. *„So ist das Leben"*, sagte der Clown und malte sich mit Tränen in den Augen, ein strahlendes Lächeln ins Gesicht.

Lachyoga und Humor stärken uns darin, über und in Situationen selbstverständlicher zu lachen, in denen das noch nicht so gewohnt ist. Trotz und alledem. Lachen und Humor unterstützen uns in vielen Lebenslagen und es lohnt sich, beides immer mehr ins

Leben zu rufen. Dabei helfen uns auch Aussagen wie zum Beispiel diese, die von Karl Valentin stammt: *„Ich freue mich wenn es regnet und wenn ich mich nicht freue regnet es auch."* Vieles ist nun mal so-wie es ist. Das ändern wir auch durch unser Lachen nicht. Aber unsere Haltung, die wir der jeweiligen Angelegenheit gegenüber einnehmen, können wir sehr wohl umformen. Das führt in unserem Umfeld vielleicht zu Irritationen und es wird über uns geschmunzelt oder gelacht. Aber da stehen wir drüber – oder? Okay – mal mehr, mal weniger. Dr. Madan Kataria, der Erfinder von Lachyoga, meint: *„It`s perfect to be imperfect!"* Das macht unser Mensch sein aus. Als Mensch sind wir aber auch lernfähig und können an unserer Persönlichkeit feilen. Erinnerst du dich an das „Rote-Ampel-Lachen" (S. 36)? Da üben wir die Umprogrammierung einer Stressreaktion auf Entspannung hin.

Mir hat diese Haltung schon bei etlichen Gelegenheiten gut geholfen. Zum Beispiel bei einem meiner Lachyoga-Aufträge im Altenheim. Eine Tochter wollte ihrer Mutter etwas Gutes zukommen lassen. Sie hatte in Süddeutschland im Fernsehen eine Dokumentation gesehen, in der Lachyoga im Altenheim vorgestellt wurde. Sie war davon so begeistert, dass sie mich anrief, um für ihre Mutter in Bielefeld eine Lachyoga-Einheit zu organisieren.

Das zuständige Altenheim tat sich damit zunächst etwas schwer. Als es jedoch von einem anderen Seniorenheim hörte, dass dort bereits Lachyoga angeboten wurde, wurde uns plötzlich doch grünes Licht gegeben. Da war schon das erste Schmunzeln für mich an der Reihe. Mehr Humor brauchte ich allerdings, als vor Ort dann niemand zuständig war. Die Leitung war nicht wie besprochen anwesend, sondern hatte bereits Feierabend. Ich wusste nicht, in welchem Raum und mit wem ich gleich arbeiten sollte, geschweige, in welcher Verfassung die Teilnehmer waren. Eine Angestellte zeigte mir schließlich den Raum und kam zum Glück zu meiner Unterstützung mit. Ich staunte sehr, wie viele Menschen dann teilnehmen wollten. Es war eine Runde von zwölf Menschen, zum Teil im Rollstuhl, mit Armprothese, mit Händen hinter dem Rücken und gesenkten Blicken.

Die anwesende Dame vom Altenheim machte ihre Handtasche ständig auf und zu – klack und klack, auf und zu. Sie betätigte den Schnappverschluss, weil sie offensichtlich ihr Portemonnaie oder ihren Schlüssel suchte. Das wäre doch eine Quelle für Ideen von Loriot, dachte ich so bei mir. Dieses ständige auf und zu machen der Tasche.

Zu meiner Entlastung war eine weitere Tochter an der Seite ihrer Mutter anwesend. Jedoch leider nur bis zur Halbzeit. Um mir ein Bild davon zu verschaffen, wie fit die Teilnehmer waren, machte ich eine Begrüßungsrunde. Von links nach rechts ging ich von einem zum anderen, um jedem die Hand zu schütteln und zu sagen: *„Ich bin Silvia Rößler – hahaha. Und wie heißen Sie?“* Meine Bitte war, dass sich die Anwesenden genauso vorstellen sollten – mit ihrem Namen und einem anschließenden Lachen. Das verhalf mir zu weiteren Informationen: Wurde die Aufgabe verstanden? Klappt die Koordination von Hände schütteln und reden ebenso wie der Blickkontakt? Und schließlich: Auf welche Weise reagieren die anderen darauf?

Die erste Frau in der Runde nahm meine Hand, hörte mir zu, hob ihren gesenkten Kopf und schaute mich mit großen Augen an. Dann kam‘s. Sie sagte todernst: *„Das ist aber ganz schön albern.“* Ich stutzte. Oje. Fängt ja super an. Bedenke: Die Tochter dieser Frau, für die ich engagiert worden war, war zusammen mit einer Angestellten der Einrichtung ebenfalls anwesend. Ich hätte mich jetzt in Überlegungen verstricken können wie: *„Was denken die jetzt von mir? Wie stehe ich denn jetzt da?“* Was tat ich? Ich musste über die skurrile Situation herzlich lachen. Das Beste, was mir passieren konnte. Lachen als Ventil – Lachen um den Kopf frei zu halten. Kontrolle weglachen: meine eigene innere Kontrolle und die gedachte Kontrolle der anderen, die mich zensiert und gebremst hätte. Mir selbst treu bleiben. So schüttelte ich ausgiebig die Hand von Frau X und sagte voller Überzeugung: *„Ja, stimmt. Das ist richtig albern. Das dürfen wir jetzt mal sein.“*

Mit dieser Haltung ging ich weiter und es war eine aufschlussreiche Runde. Wie gut, dass ich mich nicht verunsichern ließ. Nicht von dem Geklapper der Tasche, die auf und zu ging und nicht von der Bemerkung *„Das ist so albern“* der Frau, die ihre Hände zuerst nur hinter dem Rücken versteckt hielt. Mit rhythmischem Klatschen konnte ich sie im Laufe der Lachyoga-Einheit dazu ermuntern mitzumachen. Ich klatsche das *„Ho-ho“* immer wieder gezielt in ihre Richtung. Dieser Impuls kam ungefähr in der Halbzeit an.

Welch schöne Erfahrung! Und ganz am Ende stand diese Frau plötzlich aus ihrem Rollstuhl auf und streckte mit ihre Arme entgegen. Meine physiotherapeutischen Gene sprangen sofort an und ich nahm sie bei den Händen. Da ging sie mit mir langsam durch den Raum. Welche Entwicklung.

Ach ja und die Frau, die mich mit meiner Albernheit konfrontiert hatte, wurde von ihrer Tochter abgeholt. Diese staunte sehr und meinte, sie habe ihre Mutter schon lange nicht mehr so aktiv und fröhlich erlebt. Erlebnisse dieser Art lehren mich stets von neuem: *„Stell dir erst mal alles als möglich vor. Gib nicht zu früh auf. Erlaube dir, über seltsame Vorkommnisse zu lächeln oder zu lachen. Einschließlich über dich selbst.“*

In leichten Zeiten trainieren, um für schwierige Zeiten gewappnet zu sein, dass kannst du gut im Lachclub. Im geschützten Rahmen mit Gleichgesinnten, die dir wohlwollend gegenüberstehen. Ganz nach dem Motto von unbekannt: *„Wenn das Leben sich auf seinen Ernst beruft, berufe dich auf deine Heiterkeit.“*

Über dich selber lachen

Wirkung	Dich selbst nicht so ernst nehmen Mindert die Angst vorm Ausgelacht werden Fördert eine positive Grundhaltung
Ausführung	▪ Nimm deinen Lachfinger, deinen rechten Zeigefinger ▪ Damit auf die Mitte deines Brustbeines tippen / ein Zeichen für dich selbst setzen ▪ Über dich selber lachen
Anmerkung	Wenn du über dich selber lachen kannst, nimmst du es nicht so ernst, wenn jemand anderes über dich lacht. Wenn du über dich selbst lachen kannst, hast du immer was zu lachen. Über sich selbst lachen zu können, gilt als große Kunst. Besonders wenn man es in Gesellschaft mit anderen hinbekommt.

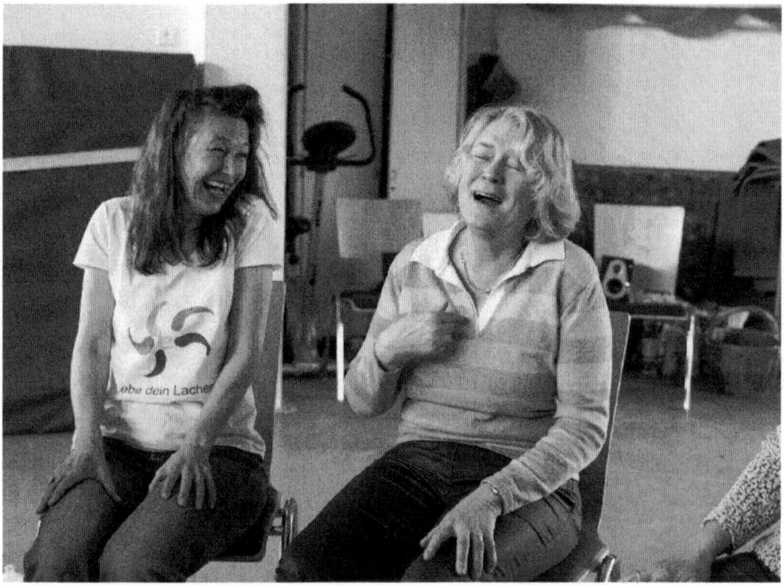

Abb. 15: Über dich selbst lachen. Foto: Robin Epkenhans

Die heilende Kraft des Lachens

In den letzten Jahren mehren sich Hinweise in der Fachliteratur, die sich auf die positive Auswirkungen des Lachens auf die Gesundheit beziehen. In diesem Zusammenhang wird zuweilen Friedrich Nietzsche (1980, 295) zitiert, der seinen Zarathustra sagen lässt: *„Zehnmal musst du lachen am Tage und heiter sein: sonst stört dich der Magen in der Nacht, dieser Vater der Trübsal.“*

Häufiges Lachen hat erwiesener Maßen positive Auswirkungen auf die Psyche: Menschen, die viel lachen, erleben sich selbst als stark und kompetent, und sie fürchten sich weniger vor zwischenmenschlichen Konflikten. Diese Menschen kommen auch im sozialen Leben besser an. Denn sie wirken auf ihre Mitmenschen in aller Regel spritziger, witziger und einfallsreicher als lachunfähige Griesgrame – vielleicht schon aus dem Grunde, weil das Gehirn lachender Menschen besser mit Sauerstoff und Glückshormonen versorgt wird: Dies trägt zu wachsenden Selbstvertrauen bei, das wiederum dazu verhilft, die zwischenmenschliche Brücke fast mühelos aufzubauen.

Das heilsame Lachen hielt in den letzten Jahren Einzug in fast alle Bereiche der Krankenbehandlung und des Gesundheitsmanagements (vgl. Christensen 2018; Titze & Eschenröder 2011). Man spricht diesem Lachen inzwischen die Bedeutung eines erfrischenden, entspannenden und anregenden Kontaktmediums zu, das geeignet ist, eine angenehme und anregende Erheiterung zu bewirken. Dadurch werden konstruktive Kommunikationsweisen gefördert, die von Offenheit und Gleichwertigkeit geprägt sind. Das hat selbstverständlich auch therapeutische Konsequenzen: Wenn nämlich Arzt und Patient miteinander lachen, können spontan positive Gefühle ausgetauscht werden, über die ein produktiver Prozess der Problembewältigung angeschoben werden kann.

Das alles interessierte die Medizin lange Zeit nur wenig. Doch vor etwa vierzig Jahren erfolgte eine Art Initialzündung, die sehr Vieles in Bewegung setzte. Damals erkrankte der Wissenschaftsjournalist Norman Cousins an einer Spondylarthritis, das heißt, einer progredienten degenerativen Entartung der Grundsubstanz der Gelenke und der Wirbelsäule. Diese Erkrankung war mit sehr starken Schmerzen verbunden und hatte eine denkbar schlechte Prognose. In seinem autobiographischen Krankheitsbericht *Der Arzt in uns selbst* gibt Cousins (1981) eine Überlebenschance von 1:500 an. Dies wollte er aber nicht akzeptieren. Deshalb suchte er nach neuen Wegen der Therapie.

Da Cousins bereits Berichte aus wissenschaftlichen Zeitschriften kannte, in denen der unheilvolle Einfluss von negativen Emotionen auf das innersekretorische System beschrieben wurde, versuchte er den Umkehrschluss: Weshalb sollte ein gezielt hervorgerufener positiver Gefühlszustand nicht das biochemische Gleichgewicht im Körper wiederherstellen helfen? Cousins bemühte sich in der Folge also systematisch darum, eine Heiterkeit wachzurufen, die „aus dem Bauch“ kommt und die den gesamten Körper erfasst. Diese Heiterkeit sollte ihren finalen Ausdruck in einem unbändigen Lachen finden, das die gesamte Umgebung durchdringen musste. Das war aber in einem sterilen Krankenhaus nicht ohne weiteres zu machen. (*„Krankenhäuser sind der falsche Platz für kranke Leute“*, scherzte Cousins nach seiner Genesung...) So zog er mit Einverständnis seiner Ärzte in ein freundliches Hotelzimmer in der Nähe der Klinik um. Dort ließ er sich von einer Krankenschwester lustige Slapstick-Filme vorführen oder witzige Bücher vorlesen. Außerdem wurde er von Freunden besucht, die mit ihm so viel wie möglich scherzten und lachten. Bald stellte Cousins fest, wie seine Schmerzen nachließen, nachdem er etwa zehn Minuten am Stück lauthals gelacht hatte. Danach konnte er mindestens zwei Stunde lang problemlos schlafen. Von besonderer Bedeutung war aber, dass seine allmähliche Genesung auch durch Laborbefunde bestätigt werden konnte. Denn es kam tatsächlich zu einer signifikanten Abnahme der Blutsenkungsreaktion nach derartigen Lachübungen.

Nachdem Norman Cousins vollständig genesen war, verfasste er Zeitschriftenartikel und Bücher über seine eigene Lachkur. Dadurch wurde in der Fachwelt sehr vieles in Bewegung gesetzt, was der von William Fry wenige Jahre zuvor initiierten Lachmedizin sehr zugute kam. Erich Kästner (1969) hatte unabhängig davon die Einrichtung eines neuen Zweiges der Wissenschaft angeregt, den er

„Lachkunde“ nennen wollte. Diese Forderung war in den 1970er Jahren eingelöst. Denn nicht zuletzt als eine Reaktion auf die Publikationen von Norman Cousins konnte sich in den letzten Jahrzehnten die „Gelotologie“, die Wissenschaft vom Lachen, rasant entwickeln. Ihre Befunde sind wirklich aufsehenerregend.

Epigenetik, Krebs und Lachen

„Dann lachen wir doch einfach eine Runde, denn kann man nicht auch lachend sehr ernsthaftig sein?“

Gotthold Ephraim Lessing

Was Epigenetik, Krebs und Lachen miteinander verbindet? Dass wir durchaus Einfluss auf unsere Lebensumstände haben. Wir sind keineswegs der liebe Gott und es unterliegt nicht alles unserem Willen, aber wir sind auch kein bloßes Opfer, welches sich untätig den Umständen fügen muss. Die Epigenetik zeigt uns deutlich, dass wir eine vorgegebene Genetik mit auf die Welt bringen, aber dass wir durch die Art und Weise, wie wir leben, positiv auf unsere Gene einwirken können. Das gelingt über Ernährung, Bewegung, Stressreduktion, unser Denkverhalten und Menschen, die uns nahe sind. Alles Bereiche, die durchaus unserer Selbstbestimmung unterliegen. Verharre ich im Jammern und einem Ärger über mich selbst? Oder kann ich loslassen und sodann durchaus über etwas Ärgerliches lachen? In seinem Buch: *Mach was draus*, schreibt Dr. Akuma Saningong im Kapitel „Lachen“: eine Minute Ärger schwächt unser Immunsystem für 4-5 Stunden. Eine Minute herzhaftes Lachen hingegen stärkt unser Immunsystem für 24 Stunden. Na denn: lachen wir doch besser eine Runde.

Jammerlachen

Wirkung	Spannungsregulation Verhaftungen lösen sich Stimmungswandel
Ausführung	**Teil 1** ▪ Beuge dich etwas nach vorne - Kopf hängen lassen ▪ Nun kannst du genussvoll jammern – laut und klagend wie ein Klageweib ▪ Eventuell Gibberisch (S. 103) sprechen ▪ Deine Arme dabei entsprechend einsetzen **Teil 2** ▪ Richte dich schwungvoll auf ▪ Deine Arme zum Himmel strecken - befreit und freudvoll lachen **Teil 1 und Teil 2** Jammern und lachen – mehrmals im Wechsel ausführen

Dr. Akuma Saningong, Keynotespeaker und Spezialist für Epigenetik, sagt: *„Du bist der Autor deiner Geschichte. Raus aus deiner Opferrolle. Du bist der Kapitän von deinem Schiff.“* Mit dieser Selbstverantwortlichkeit, können wir Einfluss nehmen auf unsere Telomere. Telomere sind Endabschnitte von Chromosomen. Ihre Funktion besteht darin, das Chromosom zu schützen und stabil zu halten – vergleichbar mit den versiegelten Enden eines Schnürsenkels. Durch die ständige Zellteilung im Laufe unseres Lebens nimmt die Länge der Telomere ab und damit auch ihre Schutzfunktion. Durch unsere Lebensweise können wir die Länge aber konstant halten oder sogar verlängern. Damit steht für uns in Aussicht, gesund alt zu werden. Bewusst leben lohnt sich.

Lachen? – Nicht lachen?

Wirkung	Spannungsregulation Verhaftungen lösen sich Stimmungswandel Persönlichkeitsentwicklung
Ausführung	▪ Schau in deinen rechten Handteller und frage dich: *„Lachen?"* ▪ Schau in deinen linken Handteller und frage dich: *„Nicht lachen?"* ▪ Drei Mal in deine Hände klatschen und dabei sagen: *„Ich - will - lachen!"* ▪ oder *„Lass - uns - lachen!"* ▪ Arme hochwerfen und herzhaft lachen: *„Hahahaha-hahaha!"*

Mit dem Wissen der Epigenetik haben wir auch therapeutischen Einfluss auf den Verlauf eines Krankheitsgeschehens. Doch auch im Hinblick auf die Prävention von Krankheiten ist dieses Wissen von großer Bedeutung. Zum Beispiel im Falle von Krebs. Im Zusammenhang mit einer Krebserkrankung wird immer wieder darauf hingewiesen, wie wichtig es ist, auf die eigene Stimme zu hören und den eigenen Weg, auch in der Therapie, zu finden. *„Selbstbestimmt entscheiden"* – das war Motto des 19. Patienten-Arzt-Kongress der *Gesellschaft für Biologische Krebsabwehr* 2019 in Heidelberg.

„Selbstbestimmt zu entscheiden ist nicht einfach angesichts einer schwerwiegenden Erkrankung", sagt Dr. med. György Irmey. Jede Person sollte den für sie passenden persönlichen Weg zur Gesundung finden können. Einen Weg, der alle Ebene des Wesens anspricht: Körper, Geist und Seele. „Dazu gehört ein passendes Maß an konventionellen, naturheilkundlichen und persönlichkeitsentwickelnden Maßnahmen", so Dr. Irmey weiter.

Da haben wir auch schon die Verbindung zum Lachen. Den Biokrebs-Kongress 2019 haben der ärztliche Direktor Dr. György Irmey, meine Lachkollegin Monika Roth aus der Lachschule Odenwald und ich am Samstag lachend eröffnet. Welch wunderbares Erlebnis, einen Kongress mit dieser Thematik lachend zu eröffnen – und alle Besucher haben fröhlich mitgemacht! Am Sonntagmorgen lud György Irmey gleich zu Beginn nochmals zu Lachyoga-Übungen ein, und am Sonntagnachmittag beendete Monika Roth lachend den Kongress. Zusätzlich haben Monika und ich jeweils einen Workshops angeboten. Monikas Titel war *Lachen küsst die Immunzellen wach – Einführung in das Lachyoga*. Bei mir hieß es: *Lachen trotz und alledem*. Außerdem hielt ich meinen Vortrag: *Lachen trotz und alledem – Darf ich lachen, wenn ich traurig bin?* Der ganze Kongress war geprägt von lachenden Impulsen. Überall in der Print Media Academy Heidelberg begegneten mir freundliche Menschen mit lächelnden Gesichtern. In einer Warteschlange, anstehend für die leckere Mittagssuppe, zog es meinen Blick zur Rolltreppe. Lächelnde Menschen fuhren mit entgegen. An anderer Stelle warf mir eine Teilnehmerin ein Lachen zu. Als sie meinen verwirrten Blick wahrnahm, lachte sie und meinte: „Diese Idee habe ich mir von Ihrem Vortrag gemerkt. Ein Lachen aus dem Ärmel schütteln und dann verschenken." Wie witzig. Da stand ich ja schön auf der Leitung. Ich habe in diesem Moment meine eigene Idee nicht erkannt. So brachen wir gemeinsam in herzliches Gelächter aus.

Eine so wohltuende, lebendige Atmosphäre! Von den Lachyoga-Kongressen war mir das ja vertraut, aber in diesem Zusammenhang beeindruckte es mich ganz besonders. Es stimmte mich unglaublich glücklich, die Wirkung von Lachen so deutlich zu spüren und auch diesbezüglich entsprechende Rückmeldungen von Besuchern des Kongresses zu bekommen.

Welche Rolle dabei das Lachen spielte? Hier einige Aspekte:

- den Kopf frei bekommen
- eine Denk-Pause durch Lachen einlegen – und damit eine Stress-Pause wie auch eine Trauer-Pause schaffen
- einen Perspektivenwechsel erleben
- sich trauen, neue und eigene Wege zu gehen

- über sich selbst lachen können
- Lachen als Ventil und Kraftspender
- Aktivieren von Endorphinen statt Stresshormonen
- Eine Angstreduktion einleiten: Wenn ich lache, kann ich nicht gleichzeitig Angst haben
- sich erlauben: *ja* – *nein* – oder *vielleicht* zu sagen

Kennst du das? Du sagst *Ja* und würdest eigentlich viel lieber *Nein* sagen. Zum Beispiel: „Kannst du diese Arbeit für mich übernehmen?" Du hast schon mehr als genug zu tun, sagst aber ganz selbstverständlich: „Ja klar. Das mache ich." Innerlich grummelst du und denkst „Was bin ich doch doof. Ich kann schon gar nicht mehr. Warum habe ich bloß *Ja* gesagt?" Manchmal sagst du auch: *„Ja, aber."* Das heißt übersetzt: *„Nein."* Du traust dich nicht direkt *Nein* zu sagen? Warum? Hast du Angst, dich unbeliebt zu machen? Oder was ist dein Beweg-Grund?

Umgekehrt geht es auch. Du sagst *Nein* und würdest doch so gerne *Ja* sagen. Zum Beispiel bei der Frage: „Soll ich dir dabei helfen?" Schwäche zeigen? Nein! Eher quälst du dich alleine durch. Und *Vielleicht* sagen? Das ist zu schwammig? Kann aber manchmal helfen, eine Denkpause einzulegen. Sprich das Wort *Vielleicht* mal genussvoll aus. Hörst du die zweite Silbe? *Leicht*. Auch *Vielleicht* hat seine Berechtigung. Es geht nicht darum, dass du zum Egomanen mutierst. Aber gezielt für dich sorgen und mit deinen Kräften gut zu haushalten, das ist ein äußerst gesundes Verhalten.

Weitere Auswirkungen des Lachens auf unsere Körperchemie hat die Gelotologie belegt, wie wir im nächsten Kapitel noch sehen werden. Zu meiner Freude konnte ich schon bei etlichen – zuvor kranken – Menschen persönlich Zeuge sein, wie das Lachen ihre selbstbestimme Lebenshaltung so sehr verändert hat, dass sie schließlich wieder gesund wurden. Aus dieser Erfahrung heraus kann ich nur schlussfolgern: *Sei der Autor deiner eigenen Lebensgeschichte!*

In meinem Podcast *Die Kraft des Lachens* kannst du von Dr. Akuma Saningong in Folge #12 mehr zu dem Thema „Epigenetik und Lachyoga" erfahren. Und in Folge #14 berichten Dr. György Irmey und meine Lachschwester Monika Roth, über *„Lachen als heilsame Kraft in der Krebstherapie"*.

Ja! – Nein! – Vielleicht!

<table>
<tr><td>Wirkung</td><td>Stärkt dein Selbstbewusstsein
Entscheidungshilfe
Mut um Neues auszuprobieren
Alte Muster verlassen
Perspektivenwechsel</td></tr>
<tr><td>Ausführung Teil 1</td><td>„Ja!“<ul><li>Stand – Füße parallel</li><li>Trommle auf deinem Brustbein – mit leichten Fäusten – dabei steigernd tönen: „Aaaaaaaaah“</li><li>Arme hochstrecken – dabei einatmen</li><li>Zieh deine Ellenbogen seitlich zum Körper hoch – möglichst zügig</li><li>Gleichzeitig ein Knie hochziehen</li><li>Sag dabei energisch: „Ja!“</li></ul>„Nein!“<ul><li>Schrittstellung – rechtes Bein vorn</li><li>Schiebe deine Arme mit hochgezogenen Händen energisch nach vorne</li><li>Sag dazu ganz entschieden: „Nein!"</li></ul>„Vielleicht!“<ul><li>Stand – Füße parallel</li><li>eine Arme abwechselnd, dann wieder gleichzeitig, ganz sanft nach oben führen – wie Elfenflügel</li><li>Sage zart und verspielt: „Vielleicht – Vielleicht – Vielleicht</li></ul></td></tr>
<tr><td>Ausführung Teil 2</td><td>Laufe von einer Raumseite zur anderen
Am Start vorgebeugte Haltung. deine Arme sind unten
Richte dich während des Laufens langsam auf und werfe am Ende deine Arme hoch
Dreh dich rum und laufe genauso wieder zurück an den Start
Drei Durchläufe:</td></tr>
</table>

Ausführung Teil 2	Erster Durchlauf: Sage dabei, in steigerndem Tonfall: *„Jaa-aaaaaaaa!“* Zweiter Durchlauf: *„Neiiiiiin!“* Dritter Durchlauf: *„Viiiiiiiiieleiiiiiiicht!“*
Anmerkung	Das macht besonders viel Freude, wenn mehrere Teilnehmer nebeneinander gemeinsam laufen und rufen

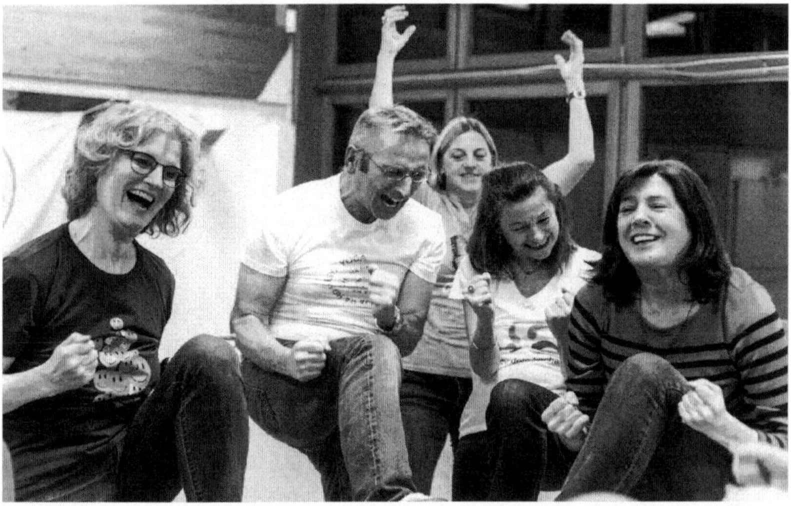

Abb. 16: JA! Foto: Nadja Jacke

Die Gelotologie

Im Jahre 1964 rief der Psychiater William Fry, einer der Begründer des *Mental Research Institute* von Palo Alto, ein eigenes gelotologisches Institut ins Leben. Der Name „Gelotologie[8] ist eine Wortschöpfung von Fry, der übrigens auch Ehrenvorsitzender von *HumorCare Deutschland-Österreich* war. Norman Cousins wurde durch die Befunde der Gelotologie entscheidend motiviert, seine eigene Lachtherapie zu erproben (vgl. S. 193ff).

[8] Abgeleitet von griech. *gelos* = Lachen

In kontrollierten Untersuchungen wies Fry im Laufe der 1970er und 1980er Jahre nach, dass Lachen unter anderem

- den Blutdruck senkt
- die Skelettmuskulatur entspannt
- für eine bessere Durchblutung der Muskulatur sorgt
- Stresshormone abbaut
- die Verdauungsdrüsen anregt
- die Immunabwehr ankurbelt

Die wesentlichen Mechanismen, die in diesem Zusammenhang wirksam werden, lassen sich folgendermaßen beschreiben (vgl. Rubinstein 1985, 87):

- Das Lachen lenkt die Aufmerksamkeit ab. Schon Viktor Frankl (1987, 172) sprach hier von „Dereflexion". Ein fröhlicher, lachender Mensch ist auf eine ganz natürliche Weise gelöst, so dass er oder sie auch seinen Schmerzen weniger Beachtung schenkt.
- Aufgrund der intensiven Lachatmung wird die Lunge mit reichlich Sauerstoff versorgt. Dadurch ergibt sich einerseits ein reinigender Effekt für die Inhaltstoffe des Blutes. Andererseits bewirkt die intensivierte Atmung aber auch eine Veränderung im Herzrhythmus: Dieser erhöht sich zunächst, um dann (in einer neurovegetativen Entspannungsphase) konsequent abzusinken. Dabei verringert sich auch der Blutdruck.
- Daneben beginnt sich die gesamte Muskulatur, die in der Anfangsphase der Lachübung stark angespannt war, nachhaltig zu entspannen. Das ist nicht zuletzt im Hinblick auf migräneartige Kopfschmerzen von Bedeutung, die von einer Versteifung der Nackenmuskulatur herrühren können. Gleicher Weise kann sich die Muskulatur im Rückenbereich durch Spannung so stark verhärten, dass es zu Schmerzen im Rücken- und Hüftbereich kommt.

- In objektiver Hinsicht führt ein ausgiebiges Lachen zur Produktion von körpereigenen Morphinen, die schmerzlindernd bzw. analgetisch (= schmerzunterdrückend) wirken. Das Lachen vergrößert die Menge dieser „Endorphine“ im Blut in einer ähnlichen Weise wie dies bei Laufsportlern der Fall ist. Das dabei aufkommende Hochgefühl überdeckt unangenehme Empfindungen und steigert die körperliche Widerstandsfähigkeit (Rubinstein 1985, 88).
- Nicht zuletzt wird die subjektive Schmerzempfindlichkeit verändert. Beim Lachen kommt es zu nämlich zu einer „Umstellung der Einstellung“ (Frankl 1982, 157), wodurch das Symptom auf Distanz gehalten wird. Sobald dem Schmerz aber weniger Beachtung geschenkt wird, kann sich eine positivere bzw. optimistischere Lebenseinstellung wie von selbst aufbauen. Das wirkt sich nicht zuletzt auf eine latent depressive Stimmung positiv aus, indem diese „umgestellt“ wird.

Die Gelotologen haben für diese Phänomene eine Erklärung gefunden: Beim Lachen werden bestimmte körpereigene Hormone[9] in den Blutkreislauf ausgeschüttet. So wird die körpereigene Abwehr von entzündlichen Prozessen angekurbelt. Lee Berk (1994, 1996) konnte experimentell nachweisen, dass sich in der Folge eines intensiven Lachens insbesondere die Anzahl der Immunglobuline im Körper erhöht. Hier handelt es sich um Eiweißkörper, die über das Blut in den Speichel des Mundraums und der oberen Atemwegen gelangen, wo sie im Bedarfsfall Viren und Bakterien Widerstand leisten. In einem Experiment wurden den Versuchspersonen heitere Filmkomödien vorgeführt. Unmittelbar danach konnte ermittelt werden, dass sich die Anzahl der Immunglobuline signifikant erhöht hatte (Dillon et al. 1985).

Lee Berk und sein Team konnten außerdem nachweisen, dass ein ausgiebiges Lachen die Aktivität jener Lymphozyten fördert, die

[9] Dazu gehören die Katecholamine Adrenalin und Noradrenalin.

als T-Helferzellen und T-Killerzellen bezeichnet werden. Diese Blutzellen bilden die „körpereigene Polizei", welche die Immunabwehr bei Virusinfektionen, aber auch bei krebsartigen Entartungen von Zellen gezielt sicherstellt. Berk (1994, 3) schreibt:

„Es ist erstaunlich, dass etwas so einfaches wie ein heiteres Lachen es ermöglichen kann, die immunologisch so wichtige natürliche Killer-Zelle zu beeinflussen. Offensichtlich verändert ein heiteres Lachen die chemischen Voraussetzungen, durch welche die natürlichen Zellen krankhaft verändert werden, in einer positiven Weise."

Auch die Beeinflussung von Zytokinen nach einem ausgiebigen Lachen wurde untersucht (Berk 1995). Dabei handelt es sich um biochemische Botenstoffe, die immunologisch wichtige Informationen zwischen den Zellen vermitteln, so dass Infektionen wirksam bekämpft werden können. Ein bekanntes Zytokin ist das Interferon, das antivirale und immunstimulierende Eigenschaften besitzt. Außerdem hemmt dieser Botenstoff die Vermehrung von Tumorzellen und steigert die Aktivität der sogenannten Fresszellen, welche schädliche Mikroorganismen beseitigen.

Lachen und Meditation

Lachen gilt als laute Spontan-Meditation. Beim Lachen wandern wir auf die rechte Gehirnhälfte, die für Kreativität, kindliche Verspieltheit und Intuition zuständig ist. Somit kannst du, wenn du lachst, nicht gleichzeitig denken und grübeln. Ebenso kannst du, wenn du lachst, nicht gleichzeitig Angst haben. Lachen ermöglicht, dass dein Gedanken-Karussell still steht. Welch eine wunderbare Wirkung! Jedoch bereitet genau das so manchem Angst. Angst vor Kontrollverlust. Lachen bedeutet nämlich, auch deine Kontrolle aufzugeben. Gerade das Loslassen der Kontrolle hat aber eine befreiende Ventilwirkung (S. 29, S. 67, S. 189, S. 199). Lachclubs bieten dir einen geschützten Rahmen, in dem du das hemmungslose Lachen üben und genießen kannst. Dazu gehört auch die „Königsdisziplin Langzeitlachen" (S 87). Nachdem sich dein Geist erfrischt hat, ist ein Perspektivenwechsel und damit ein neues

Denken möglich. Festgefahrene Bahnen können sich auflösen und deine Lösungsorientiertheit wird gestärkt.

Leise Meditationen findest du in diesem Buch auch, und zwar „Dein inneres Lächeln“ (S. 97), Die „Kleinste tibetische Meditation“ SILVIA!!!. (S. 99), „Kleiner Sonnengruß“ SILVIA!!!. (S. 58). Besonders gerne biete ich folgende Lach-Meditation-Kombination an.

Lachmeditation

Wirkung	Entspannung Lach-Hemmschwelle wird gemindert Gedanken-Karussell wir abgestellt Perspektivenwechsel Stärkt die Gemeinschaft
Ausgangsposition	**Alle liegen im Kreis** ▪ Köpfe möglichst dicht beieinander / das Lachen der anderen steckt dich dann schneller an ▪ Deine Arme liegen entspannt neben dem Körper ▪ Alles möglichst gemeinsam ausführen
Variante	▪ Alle Arme zur Kreismitte strecken ▪ Greif die Hände deiner Nachbarn ▪ So entsteht ein Lachstern
Ausführung	**Teil 1 - Vokale tönen** ▪ Tönen eine Weile auf „Aaaaaa.“ und spielen mit Tonlage, Lautstärke, usw. ▪ Auf „Oooooo.“ - „Eeeeeee.“ - „Uuuuuu.“ „Iiiiiii.“ tönen ▪ Jeder kann tönen wie er möchte / es entsteht ein bunter Klangteppich ▪ Fünf bis zehn Minuten

Ausführung	**Teil 2 - Gibberisch** ▪ Auf Gibberisch reden, zum Beispiel über die Erlebnisse des Tages berichten, Kochrezepte, usw. ▪ Fünf bis zehn Minuten **Teil 3 - Lachen** ▪ Munter drauf los lachen ▪ Lausche dem Lachen der anderen und lass dich anstecken ▪ Durchaus auch mal ein anderes Lachen aufgreifen und imitieren ▪ Zehn bis zwanzig Minuten **Teil 4 - Summen** ▪ Summen / Mund ist dabei geschlossen ▪ Falls das an deinen Lippen kitzelt und du lachen musst, dann lach ▪ Entspricht der „Bienen-Atmung“ aus dem Yoga ▪ Drei bis fünf Minuten **Teil 5 - Stille** ▪ Schweigen ▪ Kein Tönen, kein Summen, kein Lachen ▪ Die äußere und deine innere Stille wahrnehmen und genießen ▪ Spüren, wie dein Atem sich beruhigt ▪ Fünf bis zehn Minuten **Teil 6 - Koshi** ▪ Ich gehe leise mit dem Koshi - Klangspiel um die liegenden Teilnehmer ▪ Die sanften Töne umschmeicheln die Liegenden

Ausführung	**Teil 7 - Aufwachen** ▪ Recken und strecken ▪ Drei Mal eine weit entfernte Kerze aus pusten ▪ Grimassen schneiden und auch das Gesicht aufwecken ▪ Langsam aufstehen
Beachte	▪ Jeder macht immer dann eine Pause, wenn es zu anstrengend wird ▪ Wieder einsteigen, wenn das Lachen wie von selbst kommt ▪ Lass dich anstecken

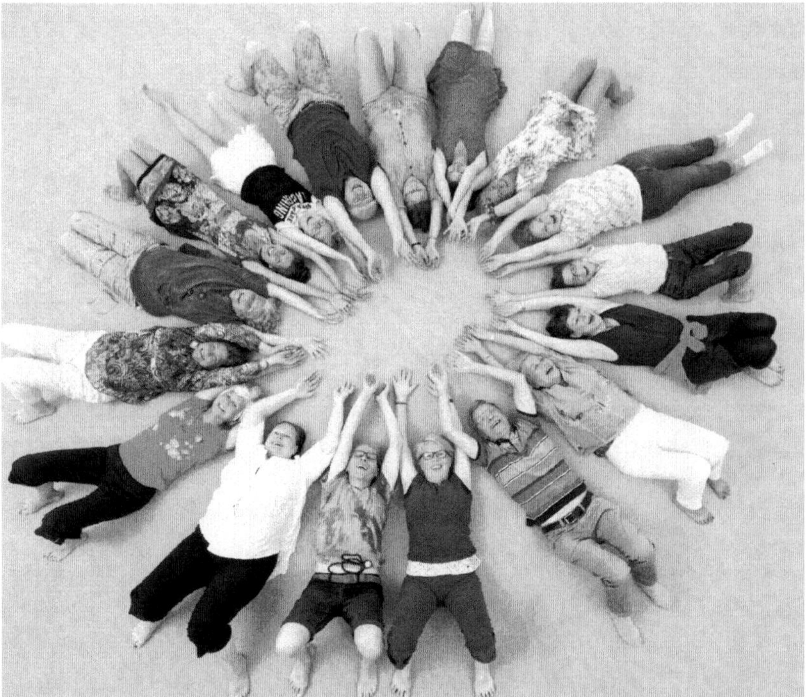

Abb. 17: Lachmeditation – Sonne. Foto: Egbert Griebeling

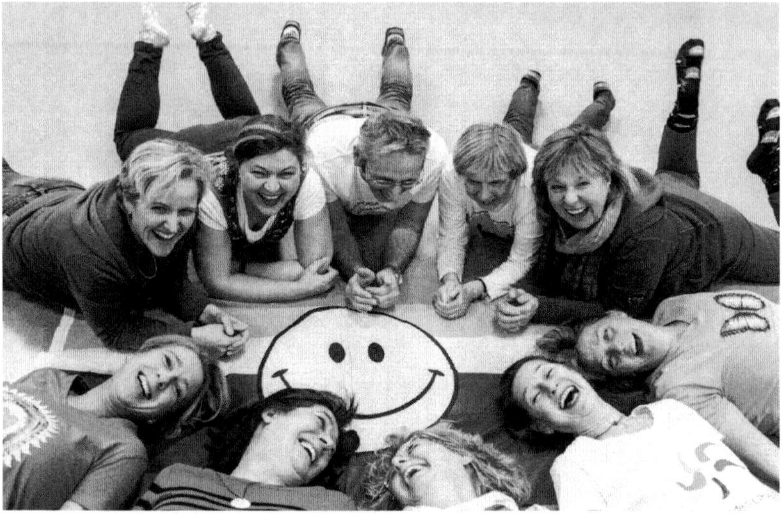

Abb. 18: Lachmeditation. Foto: Nadja Jacke

Lachen ohne Alkohol

„Etwas von sich selbst zeigen,
sich überwinden."
Pina Bausch

Wenn jemand sehr ausgelassen ist und viel und laut lacht, wird rasch vermutet: *„Na? Hast du zu viel getrunken?!"* Oder es wird schnell behauptet: *„Der ist wohl völlig betrunken!"* Darin steckt negative Bewertung. Es wird auf den Kontroll-Verlust angespielt. Betrunken bist du eben nicht mehr du selbst.

Vielleicht kommt da die Sprachverwandtschaft her: *„Betrunken vor Glück!"* Alkohol ist eine Droge und Lachen im Grunde auch. Lachen aktiviert unser körpereigenes Drogenlabor und deshalb kannst du dich durchaus berauscht fühlen, wenn du ausgiebig gelacht hast. Berauscht durch die Wirkung der des körpereigenen Morphins der Glückshormone. Schon wieder eine Sprachverwandtschaft: berauscht sein. Vom Alkohol berauscht oder von Liebe und von Glück.

Schon in meiner Teeny-Zeit wurde ich damit konfrontiert, dass bei Partys vermutet wurde, ich hätte wohl zu viel getrunken. Lachen, Tanzen und Singen waren – damals wie auch heute – meine Drogen. Nur wenige konnten sich vorstellen, dass es möglich ist, auch ohne Alkohol so fröhlich zu sein. Alkohol senkt unsere Hemmschwelle. Dann geht es leichter mit der Kontaktaufnahme und dem Lachen. Viele brauchen diese Starthilfe. Aber das läuft auch schon mal aus dem Ruder.Beim Lachyoga kannst du im Rausch sein und hast am nächsten Tag keinen Kater. Obwohl – da könnte doch glatt eine Lachyoga-Übung daraus entstehen!

Beim Lachyoga, im Gegensatz zu Veranstaltungen wie Karneval und anderen ausgelassenen Feierlichkeiten, wo auch viel gelacht wird, ist kein Alkohol im Spiel. Fröhlich sein geht durchaus ohne Promille. Das freut mich sehr. Gerne trinke ich Wein, Sekt und andere Leckereien. Aber dass Lachen auch ohne Alkohol geht ist, einfach fantastisch. Das gelingt besonders gut im Kreise Gleichgesinnter in einem Lachclub, wo Lachen pur angesagt ist. Und wo es so geübt wird, dass es auch anderswo jederzeit verfügbar ist. Falls dich also jemand damit konfrontiert, du seist betrunken, dann lach einfach drüber oder antworte: *„Ja, das stimmt. Ich bin berauscht vom Lachen!“*

Das ist die Welt!

Wirkung	Stärkt dein Selbstbewusstsein Mut um Neues auszuprobieren Alte Muster verlassen
Ausführung	▪ Bilde mit den Armen vor dem Körper einen großen Kreis: *„Das ist die Welt!“* ▪ Leg deine Hände auf dein Brustbein: *„Das bin ich!“* ▪ Dann rüttel und schüttel dich: „Und alles was mich rüttelt und schüttelt -“ ▪ *„- werfe ich hinter mich!“* - mit beiden Händen alles über deine Schultern lachend nach hinten werfen: *„Hahaha.“* Eventuell dabei hochhüpfen.

Lachen als Jungbrunnen

*„Wir hören nicht auf zu spielen
und zu lachen, weil wir alt werden.
Wir werden alt, weil wir zu spielen
und lachen aufhören."*

Michael Pritchard

Unser ganzes Leben wird begleitet von Lachen. Mal mehr – mal weniger. Manchem geht das Lächeln und Lachen leider auch ganz abhanden. Aber du kannst Lachen reanimieren. Das habe ich bei mir selbst erlebt und bin darüber so glücklich.

Lachen hat so viel kostbare Wirkung, dass du dir diese Kostbarkeit unbedingt bewahren solltest. Lass sie dir nicht vermiesen oder gar verbieten. Falls dein Lachen dennoch mal verkümmern sollte wie eine Blume, die kein Wasser bekommt, dann schau, wo du Wasser und Dünger dafür bekommst. Ich fand meine Lach-Wiederbelebung im Lachclub. Dadurch, dass sich Lachen so positiv auf all unsere Organsysteme auswirkt, dass es uns dabei hilft, dass unsere Telomere lang genug bleiben und wir uns unsere kindliche Verspieltheit erhalten – dafür ist Lachyoga geradezu ein Elixier.

Lachen ist besser als Botox. Botox macht zwar vordergründig ein jüngeres Gesicht, da die Falten weg sind. Aber sind denn allein Falten ein Indiz für alt sein? Und wer bewertet alt sein? Bedeutet alt sein, dass wir auf einem Abschiebegleis ausrangiert werden? Stimmt die Behauptung: Mit alten Menschen lässt sich nichts mehr anfangen? Halt. Alt sein hat viel mit der Lebenshaltung zu tun. Mit Beweglichkeit – innen und außen. Mit Flexibilität. Botox nimmt Beweglichkeit und Flexibilität. Du hast keinen eigenen Einfluss mehr auf die eigene Mimik. Das Gesicht wird zur Maske. Durch Lachyoga wird die Gesichtsmuskulatur aber trainiert. Deine Lachbäckchen werden perfekt geformt, heitere Lachfältchen kräuseln sich lustig um deine Augen. Dein Gesicht erzählt dein Leben. Im besten Fall viel Heiteres. Und wenn schon Falten, dann in die richtige Richtung. Das muss nicht heißen, dass der Besitzer eines solchen Gesichtes nur Lustiges erlebt hat. Aber er hat verstanden, sich immer wieder ein Lächeln ins Gesicht zu zaubern.

Als ich von meinem ersten Lachyoga-Kongress nach Hause kam, sagte die Oma meiner Tochter, die auf mein Kind aufgepasst hatte: „Siehst du erholt aus!" Ja, mir ging es prächtig. Ich konnte gut nachvollziehen, weshalb Norman Cousins (S. 193ff) von einer Lach-Kur sprach. Auf etlichen Fotos meiner Lachkollegen und Lachkolleginnen erkenne ich eine regelrechte Verjüngungskur. Mit jedem Lach-Jahr sehen sie fröhlicher und jünger aus. Die Ausstrahlung, die durch viel Lachen entsteht, ist einfach wunderbar. Lachen macht hell und erfüllt dich mit Licht, welches du dann wieder ausstrahlst. Welch wunderbares Wechselspiel. *„Das Lächeln, welches du aussendest, kehrt zu dir zurück."* Darin steckt viel Wahres.

Was sich immer wieder als so wichtig für die Gesundung von Körper, Geist und Seele herausstellt, ist: *„Nimm dich selbst nicht zu ernst." „Nimm das Leben leichter als es ist." „Fünfe auch mal grade sein lassen."* Und wie schon Johann Wolfgang von Goethe so schön sagte: *„Das Leben ist kurz, man muss sich einander einen Spaß zu machen suchen."* Erich Kästner, ein großer Freund des Humors, hat ebenfalls wunderbare Worte dafür gefunden. Diese möchte ich dir noch gerne mit auf deinen Weg geben:

Vier archimedische Punkte

Jeder Mensch erwerbe sich Humor! Das ist nicht unmöglich.

Denn immer und überall ist es einigen gelungen.

Der Humor rückt den Augenblick an die richtige Stelle.

Er lehrt uns die wahre Größenordnung und die gültige Perspektive.

Er macht die Erde zu einem kleinen Stern,

die Weltgeschichte zu einem Atemzug und uns selber bescheiden.

Das ist viel!

Bevor man das Erb- und Erzübel, die Eitelkeit, nicht totgelacht hat, kann man nicht beginnen, das zu werden, was man ist:

ein Mensch! (aus: Liebertz 2009, 196)

Quelle des Lächelns und Lachens

Wirkung	Guter Einstieg ins Lachen Lachnahrung Verjüngung
Vorstellung	▪ Du hast vor deinen Füßen die Quelle des Lächelns und des Lachens ▪ Somit steht dir diese Quelle immer und überall zur Verfügung ▪ Jedes Lächeln und Lachen macht dich heiter – fit – gesund und ist der reinste Jungbrunnen
Ausführung	Stand oder Sitzen ▪ Beuge dich vor und schöpfe ein zartes Lächeln aus der Quelle des Lächelns und Lachens ▪ Richte dich langsam – Wirbel für Wirbel – wieder auf ▪ Lass das erfrischende Lächeln über dich rieseln – dabei den gesamten Körper leicht schwingen, um das Rieseln zu unterstützen ▪ Vielleicht gehen die Mundwinkel schon etwas hoch ▪ Von neuem schöpfen - eine breiteres Lächeln ▪ Lass das breite Lächeln über dich rieseln ▪ Nun ein leises Lachen schöpfen ▪ Heiter über dich rieseln lassen – dabei leise lachen ▪ Ein lautes Lachen – dann ein freches Lachen schöpfen ▪ Heiter über dich rieseln lassen ▪ Entsprechend dazu bewegen und lachen

Die Lachatmung

William F. Fry[10] konnte ermitteln, dass das Lachen vor allem ein Atmungsphänomen ist: Die Einatmung wird dabei vertieft und verlängert, während die Ausatmung verkürzt, aber dennoch derart intensiviert wird, dass es zu einer vollständigen Luftentleerung in der Lunge kommt. Der Austausch von frischer und verbrauchter Luft in der Lunge wird dadurch um das Drei- bis Vierfache gegenüber dem Ruhezustand gesteigert.

Solche Befunde sind für die Therapie von Atemproblemen von großer Bedeutung. Durch ein intensives Lachen wird die Atmung nämlich richtiggehend trainiert. Dabei können die Teilnehmer einer Lachgruppe zunächst das Bauchatmen erlernen, welches das Zwerchfell[11] aktiviert. Unter dieser Voraussetzung kann das sogenannte *Reflexlachen* (tiefes, intensives Einatmen – kurzes, stoßweises Ausatmen) systematisch geübt werden. In unserer Gruppenarbeit nehmen derartige Lachübungen gewöhnlich etwa dreißig Minuten am Stück in Anspruch. Der psychophysische Effekt ist dabei sehr beeindruckend: Die Teilnehmer fühlen sich nach derartigen Lachübungen nicht nur körperlich wohl. Sie berichten auch über ein gesteigertes Selbstgefühl, das mit einer optimistischen Einstellung zum Leben einhergeht. So schreibt ein Teilnehmer:

- „Das gemeinsame Reflexlachen ist meine persönliche Lieblingsübung. Ich liege mit dem Rücken auf dem Boden. Links und rechts neben mir die Köpfe der anderen. Die zuvor durch forciertes Atmen erzeugte Anspannung (sie kommt zu der alltäglichen Spannung noch dazu!) wird buchstäblich weggelacht. Sie löst sich in nichts anderes auf als Wohlgefallen, Lebensfreude und inneren Frieden. Ich hatte zuvor noch niemals so gelacht, vor allem dann nicht, wenn es keinen ‚Grund' dafür gab. Ich muss nicht daran denken, worüber ich lache. Es lacht mich, und zwar ohne Un-

[10] http://www.humorcare.com/informationen/fachtexte/die-kraft-des-humors.php

[11] Dies ist jener Hauptmuskel der Atmung, der beim echten Lachen grundsätzlich aktiviert wird.

terlass! Ich will mich unbedingt darin üben, diese Fähigkeit in mein tägliches Leben zu integrieren. Das Lachen macht mich stark."

Lachen ist Ausatmen

Wenn wir lachen, atmen wir ganz intensiv aus. Lachen ist Ausatmen. Es gibt auch Menschen, die beim Einatmen lachen (S. 87). Das jedoch ist sehr selten.

So bieten sich Atem-Übungen dazu an, die Phase der Ausatmung mit Lachen zu ersetzen. Siehe Übungen: Flitzebogen (S. 30), Lachen platzt raus (S. 128), Königsdisziplin-Langzeitlachen (S. 87).

Qi aus der Erde schöpfen

Wirkung	Vertieft deine Atmung Entspannung Stimmungsaufhellend
Ausführung	▪ Beuge dich langsam nach vorn ▪ Schöpfe mit deinen Händen das Qi der Erde ▪ Langsam wieder aufrichten – deine Hände am Körper entlangführen – dabei einatmen – strecke deine Arme gen Himmel ▪ Verbinde das Qi der Erde mit dem Qi des Himmels ▪ Dann lass das Himmel-Erde-Qi lachend über dich rieseln ▪ Spüre die erfrischende Energie-Dusche

Atem schöpfen und loslassen

Wirkung	Vertieft deine Atmung Entspannung Stimmungsaufhellend Stärkt deine aufrechte Haltung
Ausführung	▪ Falte deine Hände – Atem schöpfen – führe deine Hände hoch bis zum Brustbein – drehe deine gefalteten Hände – Richtung Himmel hochschieben – atme während des gesamten Bewegungsablaufs ein ▪ Oben angekommen: halte deinen Atem – halte die gesamte Spannung ▪ Deine Hände lösen – deine Arme seitlich runterführen ▪ Dabei deine Arme und deinen gesamten Körper genüsslich in kleinen Wellen schütteln und lachen

Eine heilgymnastische Atemübung

Werden die neuen Teilnehmer einer Lachgruppe aufgefordert, der Reihe nach „so herzhaft wie möglich“ zu lachen, ergibt sich gewöhnlich dieses Bild: Die meisten lachen mit einer gepressten Stimme, und bald geht ihnen buchstäblich die Luft aus. Eine Erklärung dafür könnte sein, dass nicht wenige Menschen während ihrer Sozialisation lernen mussten, sich möglichst unauffällig zu verhalten. Und indem sie auch in ihrem späteren Leben von diesem Willen zur Unauffälligkeit gelenkt werden, müssen – unbewusst – sie auch die Voraussetzungen für ein lautstarkes Lachen zügeln: nämlich eine tiefe, intensive Atmung (Titze 1993).

Lachen entsteht, wie wir schon sahen, beim Ausatmen. Wer dabei sein ganzes Lungenvolumen einbringt, kann auch herzhaft lachen. Doch gerade schamgebundene Menschen durften dies in ihrer Kindheit nicht in einer unbefangenen Weise tun. Denn lautes und ungestümes Lachen verweist auf eine offensive Haltung, die provozierend wirken kann. Und gerade dies kann auf strenge Erzieher provozierend wirken. So wird ein lauthals lachendes Kind zuweilen so lange gemaßregelt, bis ihm schließlich „die Luft weg bleibt". Und daraus formiert sich im Erwachsenenalter ein typisches Atmungsmuster. Daher stellt Henri Rubinstein (1985, 79) fest, dass viele psychosomatische Patienten nicht in der Lage sind, richtig zu atmen:

„Ihre Atmung ist kurz, oberflächlich und keuchend. Diese Art der Atmung, mit offenem Mund und ohne Atempause, kann man bei ängstlichen Patienten beobachten; es ist jedoch gerade diese Art der Atmung, die Angst hervorruft oder gar steigert, indem sie eine respiratorische Alkalose des Atemsystems hervorruft."

Der Lach- und Atemlehrer Peter Cubasch (2010, 10) meint, Lachen sei eine besonders intensive Variante des Atmens. Auch Henri Rubinstein ist überzeugt, dass ein offenes Lachen grundsätzlich eine regulierende Auswirkung auf die Atmung ausübt. Dadurch kann eine „gute Atmung" entstehen, die eine Alkalose nicht aufkommen lässt. Daher müssten Patienten, die sich einer Lachtherapie unterziehen, zunächst lernen, ihre Atmungskapazität zu steigern, indem sie tiefer atmen. So wird die allgemeine Lebenseinstellung verbessert (Hendricks 1999). Johannes Schmitt (1986) spricht in diesem Zusammenhang vom „freudigen Zwerchfell". Deshalb führe echtes Lachen grundsätzlich zur „richtigen Atmung". Folglich wird in therapeutischen Lachgruppen die sog. Zwerchfell-Atmung gezielt gefördert. Dies beschreibt die Atemtherapeutin Annamaria Wadulla (1988, 105-106):

- „Wir stoßen die Luft aus, das Zwerchfell sackt sofort wieder zurück und der Atem wird eingesaugt. Es ist kein Einatmen, sondern das hörbare Geräusch entsteht durch den zurückstoßenden Atem. Wenn wir diese Übung etwas abgeschwächter, leichter und schneller machen, entsteht ein schnaubendes Geräusch wie bei einer Lokomotive."

Die hier angestrebte Lachatmung beruht also auf einem intensiven Einatmen und einem schnellen (stoßweisen) Ausatmen, so dass sich dieses Muster ergibt: *tiefe, langsame Einatmung – Atempause – schnelle, intensive Ausatmung.* Das Ausatmen nimmt dabei gewöhnlich fünfzig Prozent mehr Zeit in Anspruch als das Einatmen (Rubinstein 1985, 60). Im Lach-Yoga wird die Phase der Ausatmung noch zusätzlich verlängert oder durch das Ausstoßen des Atems intensiviert. (Siehe Kapitel „Lachen als Ausatmen", S. 214 und „Lachen als Hingabe und Ventil", S. 27).

In ein Reflexlachen kommen

Erika Kunz (2007, 316) beschrieb, wie die Teilnehmer einer Lachgruppe über bestimmte Atemübungen in ein therapeutisch wirksames Reflexlachen kommen:

- „Wir bilden einen Kreis und sitzen mit aufrechtem Körper auf den Fersen. Wir beginnen tief und intensiv zu atmen. Allmählich steigern wir den Rhythmus des Ein- und Ausatmens. Beim Ausatmen nehmen wir die Stimme hinzu. Mit den Händen berühren wir unsere Gesäßmuskeln. Dadurch strafft sich unser Oberkörper, so dass die Atmung nicht in den Brustraum abrutschen kann. So kommen wir allmählich in Fahrt. Bald ist es Zeit, sich zusammen Kopf an Kopf kreisförmig auf den Boden zu legen. (Zuvor haben wir bequeme Decken oder Matten ausgebreitet.) Dann vergessen wir alles um uns herum. Wir geben uns dem Lachen hin, das sich nun wie von selbst ausbreitet. Wir lachen für uns - und doch stecken wir die anderen durch dieses Lachen an, so wie auch sie uns wieder anstecken! Reflexartig durchläuft das Lachen auch unseren Körper: Es steigt konvulsivisch auf und bringt, ganz von selbst, unsere Stimmbänder in Schwingung. Allmählich beginnen wir zu spüren: Wir lachen nicht willkürlich. Es lacht unwillkürlich aus uns heraus. Dieses gemeinsame Lachen ist intensiv und dauert nicht selten mehr als dreißig Minuten."

An das gemeinsame Reflexlachen schließt sich jeweils eine Ruhephase an. Die Teilnehmer liegen mit geschlossenen Augen kreisförmig auf dem Boden. Nun kann sich eine Übung anschließen, die Rubinstein (1985, 142) so beschreibt:

- „Die Teilnehmer legen sich auf den Boden und bilden eine Kette, wobei jeder seinen Kopf auf den Bauch des andern legt. Bald bricht einer der Teilnehmer in Lachen aus. Das Lachen erfasst alle Teilnehmer in der Kette und pflanzt sich in einer wogenden Welle fort."

Die Lachtherapeutin Devi S. Euler (1996, 97) beschrieb eine weitere Methode, die das Reflexlachen auslöst. Diese nutzt das Prinzip des ansteckenden Lachens. Das geht so:

- „Einer in der Gruppe beginnt zu lachen: *Ha ha ha …* Ein Zweiter steigert es, ein Dritter ebenso, bis alle in der Runde dran waren; dann geht es so weiter, bis echtes Lachen spontan aus der Gruppe heraus kommt. Dabei ist wichtig, dass jeder so lange wie möglich am Lachen bleibt. Jeder fängt das Lachen der anderen auf, um sich selbst zu stimulieren. Alle Möglichkeiten des Lachens können angewendet werden: entweder ernsthaft ‚*ha ha ha*' ausrufen, hysterisch laut lachen oder beliebige andere Formen. Es spielt erst einmal keine Rolle, ob das Lachen ernst ist oder nicht. Oft müssen wir erst hinterher lachen, wenn vorher das künstliche Lachen da war."

Henri Rubinstein (1985, 114) hebt den Reflexcharakter des Lachens immer wieder hervor. Seiner Ansicht nach gibt es gewisse „gelogene Zonen", die für das therapeutische Lachen genutzt werden können: So weisen die Nasenschleimhäute eine reiche sympathische Nervenverteilung auf, weshalb das Kitzeln des Naseninneren (etwa mit einer Feder) schnell zum Reflexlachen führen kann. Auch das Kinn besitzt nach Rubinstein eine „gelogene Zone". Er schreibt (ebd.):

- „Und weil es in der Gruppe lustiger ist zu lachen – warum nicht mit dem Spiel *Ich halte dich, du hältst mich am Kinnbärtchen* beginnen. Die Wirkung ist unwiderstehlich. Es ist unmöglich, das Lachen dabei zu unterdrücken, und je mehr man sich zurückhält, desto mehr lacht man."

Auch Udo Berenbrinker (2005, 96) beschreibt ein Kitzel-Spiel, das zum gemeinsamen Reflexlachen führen kann:

- „Die Gruppe bewegt sich durch den Raum. Auf ein Zeichen hin (Gong) finden sich schnell Dreier-Gruppen zusammen und beginnen damit, sich gegenseitig durchzukitzeln. Wenn das Zeichen wieder ertönt, verabschieden sie sich und bewegen sich wieder durch den Raum (hüpfen, rennen, rollen). Dann wieder zu dritt zusammenfinden und sich durchkitzeln."

Lachyoga (Hasya-Yoga, Lachen ohne Grund)

Die „Lachbewegung“ (Kataria 1999, 32), die sich Ende der 1990er Jahre weltweit zu etablieren begann, ist als Hasya-Yoga oder Lachyoga bekannt geworden. Es handelt sich dabei um eine Form des Yoga, bei der das grundlose Lachen (Hasya) im Vordergrund steht: Deshalb wird es auch „Lachen ohne Grund“ genannt. Das Lachyoga ist eine Mischung aus traditionellen Dehn-, Klatsch- und Atemübungen, die mit pantomimischen Lachspielen einhergehen (vgl. Birklbauer 2008; Cubasch 2010; Emmelmann 2007; Kataria 1999; Steiner-Junker 2006). Dadurch sollen verschiedene Organsysteme aktiviert werden. Ein weiterer Baustein ist das Loben: sich selbst und andere loben.

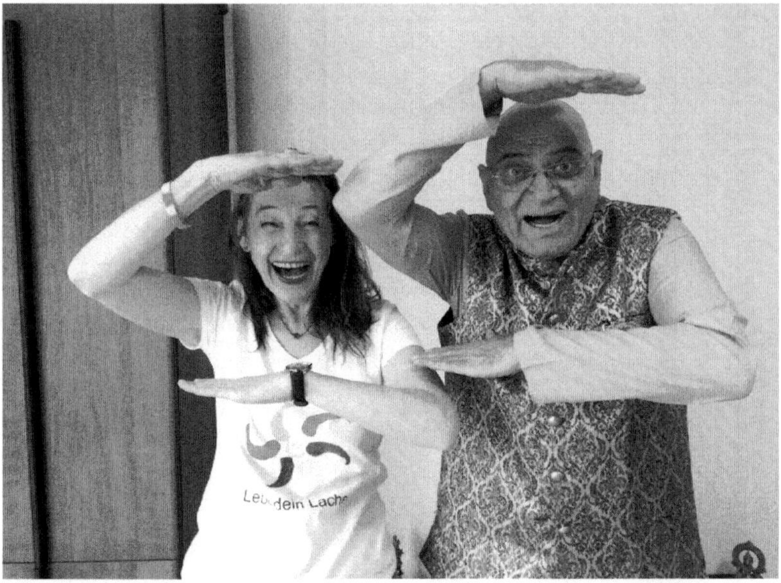

Abb. 19: Miesmuschel-Lachen mit Madan Kataria. Foto: Susanne Heidel

Rhythmisches Klatschen

Wirkung	Aktiviert die Reflexzonen der Hände Aktiviert Akupunkturpunkte Regt das Qi und den Blutkreislauf an Spielfreude wird gefördert Rhythmus verbindet Lungen- und Herz-Qi wird aktiviert
Ausführung	▪ in die Hände klatschen, so wie es Kinder tun ▪ so, dass sich die Handflächen möglichst viel berühren ▪ Rhythmus; 1-2, 1-2-3 / lang-lang, kurz-kurz-kurz ▪ das Klatschen mit den internationalen Lachlauten „Ho" und „Ha" verbinden ▪ „Ho-Ho" / „Ha-ha-ha" / beliebig oft wiederholen ▪ dabei kannst du die Ellenbogen seitlich etwas hochhalten, das fördert den Qi-Fluss von Herz und Lunge
Varianten	▪ „Ho-ho" in die eigenen Hände klatschen und „Ha-ha-ha" gegen die Hände eines Partners oder auf dessen Rücken klatschen ▪ du kannst die Unterarme kreuzen und dann gegen die Hände des Partners klatschen
Anmerkung	▪ diese Übung bekommt in der Regel große Dynamik. Am Anfang mit der Gruppe klären, wie diese Übung beendet wird, zum Beispiel: ▪ Arm hoch und laut „Yeah! " rufen ▪ Die Übung „Sehr gut – sehr gut – yeah! " anschließen. ▪ akustisches Signal deiner Wahl einsetzen

Sehr gut – sehr gut – yeah!

Wirkung	Stärkt die positive Lebenshaltung Fokussiert auf das was gelingt Lob stärkt Selbstbewusstsein Lob macht mutig Stimmungsaufheller
Ausführung	▪ das klassische Loben beim Lachyoga geht so: zwei Mal in die Hände klatschen und dabei sagen: „Sehr gut – sehr gut" ▪ Hände leicht fausten, beide Daumen strecken ▪ mit dieser Handhaltung die Arme nach vorne strecken und voller Genuss sagen: „Yeah!" ▪ „Sehr gut – sehr gut – yeah!"/ Klatschen – Klatschen – Daumen vor.
Varianten	▪ „Sehr gut – sehr gut – *ja*!"/ Klatschen – Klatschen – Arme hochstrecken und Hände öffnen. ▪ „Muj bien – muj bien – ole!" / Klatschen – Klatschen – sich um sich selbst drehen. ▪ Du kannst es dir auch leise sagen und das Ritual dir nur vorstellen. Je nach Situation.
Anmerkung	Diese Übung kannst du dir auf meinem YouTube Kanal anschauen, in 10 Sprachen: Lachyoga Silvia Rößler

Beim Lach-Yoga soll der Mensch ausdrücklich über die Aktivierung seines motorischen Potentials zum Lachen kommen. Dabei kann ein anfangs künstliches Lachen das emotionale Potential des betreffenden so lange stimulieren, bis sich schließlich – im Sinne einer Rückkoppelung – echtes Lachen „von selbst" einstellt. Kataria (1999) hebt folgerichtig hervor, dass die Teilnehmer weder humorvoll noch lustig sein müssen, um Lachyoga zu praktizieren.

Die Teilnehmer nehmen im Lachen visuell und akustisch zueinander Verbindung auf. Blickkontakt zu haben ist für Kataria ein ebenso stimulierendes Lachyoga-Element wie das Kichern und Prusten der anderen zu hören. Was als künstliches Lachen beginne, entwickle sich in der Gruppe gerade unter dieser Voraussetzung schnell zum spontanen schallenden Gelächter.

Atemübungen, die der Pranayama-Tradition des klassischen Yoga entlehnt sind, akzentuieren den Verlauf einer Lach-Yoga-Session. Diese Atmung beinhaltet ein tiefes Einatmen (durch die Nase) und ein langsames Ausatmen (durch den Mund). Dadurch soll zum einen die Sauerstoffzufuhr gefördert und zum anderen ein beruhigender Effekt erreicht werden (Kataria 1999, 88). Auf diese Atemübung folgt eine ritualisierte Bewegungsübung: Alle Teilnehmer intonieren (mit geöffnetem Mund und unisono) die internationalen Lachlaute, indem sie bis zu zehn Mal *Ho-Ho*, *Ha-Ha-Ha* skandieren und dabei rhythmisch in die Hände klatschen. Diesem Ritual folgen jeweils die verschiedenen Lachübungen.

Eine für Kataria besonders wichtige Übung ist das „Löwenlachen", bei dem (mit weit heraushängender Zunge und gespreizten Fingern) gelacht wird. Diese Übung ist aus einer Yogaposition abgeleitet, die als Simha Mudra bekannt ist (vgl. Emmelmann 2007, 82). Mittlerweile gibt es Hunderte von Übungen, wie zum Beispiel das „Begrüßungslachen", das „aufsteigende Lachen", das „schwingende Lachen", das „herzliche Lachen" oder das „befreiende Lachen" (vgl. Kataria 1999, 66f). Sämtliche dieser Übungen umfassen bestimmte pantomimische Elemente unserer Alltagsroutine. Fast jeder Yoga-Lachtrainer erfindet übrigens neue Varianten, denn der Phantasie sind keine Grenzen gesetzt. Als wirkungsvoll erweist sich eine Übung aber erst dann, wenn sie ein prägendes komisches Element enthält.

Weil Lachen bekanntlich ansteckend wirkt, werden die Lachübungen überwiegend in Gruppen durchgeführt. Im dabei entstehenden gemeinsamen Lachen kann eine kollektive Heiterkeit eine Wirkung entfalten, die wir auch bei Karnevalsveranstaltungen und ähnlichen Vergnügung erleben können. Beim Lachyoga ist im Gegensatz zu solchen Veranstaltungen jedoch kein Alkohol im Spiel (S. 209) Fröhlich sein geht durchaus ohne Promille. Auch zu zweit kann herzhaft gelacht werden. Ein einzelner Partner aktiviert ebenfalls unsere Spiegelneuronen. Und es geht sogar allein. (S. 58) Das entspricht dem Motto: *Wer alleine lacht, meint es wirklich ernst!*

Wie entstand Lachyoga?

Weltweit verbreitet wurde Lach-Yoga von Dr. Madan Kataria, einem praktischen Arzt aus Mumbai. Gemeinsam mit seiner Frau Madhuri verband er einfache Yogatechniken mit vergnüglichen Lachübungen und entwickelte daraus das Lachyoga. Ursprünglich wollte Kataria mit dieser Methode einen Beitrag zur Verbesserung der Volksgesundheit leisten. Möglichst viele Patienten in ganz Indien sollten sich kostenlos in entsprechenden „Lachclubs" gesund lachen. Ob dieses Ziel in medizinischer Hinsicht erreicht wurde, ist ungeklärt. Doch in psychosozialer Hinsicht hat sich das Lach-Yoga als ungemein erfolgreich erwiesen. Gerade vereinsamte Menschen finden in einem Lachclub auf eine unkomplizierte Weise menschliche Nähe, spontane Lebensfreude und nicht zuletzt eine spielfreudige Selbstbestätigung (vgl. Titze 2008).

Inzwischen kommen viele Menschen in die Lachclubs um im geschützten Rahmen einfach ausgelassen fröhlich sein zu können. Allein, mit Partner, mit Freunden und Kindern. Verschiedene Altersstufen. Im Rollstuhl. Alles ist möglich.

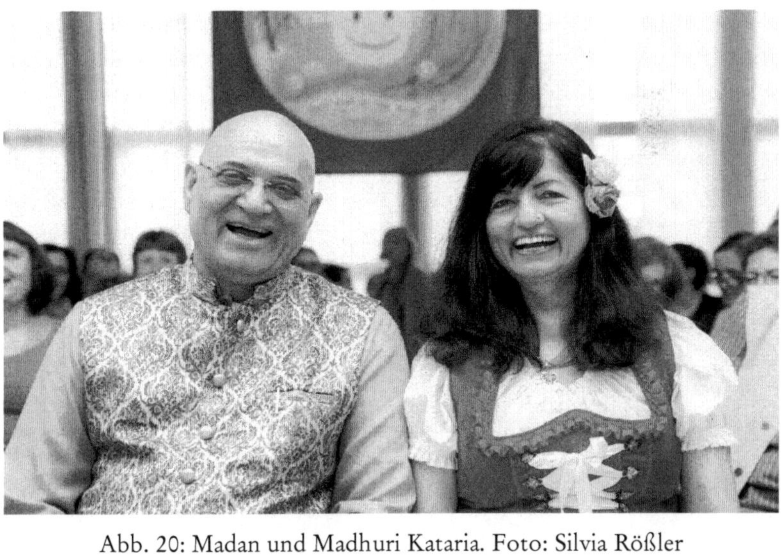

Abb. 20: Madan und Madhuri Kataria. Foto: Silvia Rößler

1995 rief Kataria den ersten Lachclub ins Leben. 2007 gab es weltweit mehr als 5000 solcher Lachgruppen. Auf den von der UNESCO bestätigten „Welt-Lachtagen" kamen 1999 in Mumbai rund 8000 Menschen zusammen und in Kopenhagen waren es im Jahre 2001 über 10000 Lachbegeisterte.

2020 konnte der Weltlachtag nicht wie gewohnt gefeiert werden. Die Corona Pandemie verhinderte die Versammlung von lachfreudigen Menschen. Aber Lachen findet seinen Weg – auch in der Corona-Krise. Wunderbare Ideen wurden dabei umgesetzt, wie: Lachen auf dem Balkon, Lachsteine verschenken und Smileys auf Geh-Wege malen. Etliche Lachyoga-Lehrer bieten inzwischen, anstelle der üblichen Lachclubs, Lachyoga über Zoom an. Auch am 3. Mai 2020 gab es auf diesem Weg Lachangebote für gemeinschaftliches Lachen. Lachen für Glück, Gesundheit und den kleinen und den großen Frieden auf der Welt.

Jedes Jahr werden weltweit viele weitere Lachclubs und Lachschulen gegründet. Nach Europa wurde das Lachyoga vom Neo-Dadaisten René Schweizer eingeführt, der auch Initiator des Basler Kongress „Humor in der Therapie" war (Titze 2013). Die ersten Aktivisten aus Deutschland, der Schweiz und Österreich wurden 1998 von einem Kataria-Schüler im Rahmen dieses Kongresses in die Methodik des Lachyogas eingeführt. Unmittelbar danach entstand in Wiesbaden ein Lachyoga-Zentrum, das vom Fluxus-Künstler Michael Berger begründet wurde (vgl. Titze 2000, 60). Dort ließen sich Interessierte zu zertifizierten Lachtrainern ausbilden – unter anderem von Kataria selbst.

Wer heute die Ausbildung zum zertifizierten Lachyogaleiter machen möchte, kann sich an Lachyogalehrer wenden, die nach den Richtlinien von Madan Kataria ausgebildet wurden. Es besteht auch die Möglichkeit sich über HumorCare für Lachyoga-Leiter-Seminare anzumelden. Weitere Infos gibt auch der Europäische Berufsverband für Lachyoga und Humortraining e.V.

Der hirnphysiologische Ansatz

Madan Kataria wurde Mitte der 1990er Jahre durch die physiologischen Ergebnisse der Gelotologie (S. 201ff) inspiriert. Seither hat die therapeutische Lachbewegung eine Methodik erprobt, die sich vor allem auf die motorischen Auslösebedingungen des Lachens konzentriert. Dieses Konzept basiert auf der Annahme, dass der Körper nicht zwischen einem künstlichen und einem echten Lachen unterscheiden kann. *„Fake it until you make it!"* (*„Tu' zuerst so, als ob du lachst, dann kommt das echte Lachen von selbst!"*) ist daher ein zentraler Grundsatz des Yogalachens. Dementsprechend braucht es keinen kognitiven Grund, um ins Lachen zu kommen. Denn das Gehirn kann nicht zwischen einem künstlichen und einem echten Lachen unterscheiden (vgl. Birklbauer 2008, 10). Kataria (1999, 103) erklärt dementsprechend: *„Wir lachen nicht, weil wir glücklich sind, sondern wir sind glücklich, weil wir lachen."*

In neueren Veröffentlichungen wird auf Studien von Barbara Wild (2008, 2009) Bezug genommen, um dieses Konzept hirnphysiologisch zu begründen. Danach entspringt ein akustisch vernehmbares Lachen Ausdruck einem neurologisch definierbaren Netzwerk im Gehirn, das sich aus einer motorischen, emotionalen und kognitiven Komponente (K) zusammensetzt. Jede dieser drei Komponenten kann ein Lachen stimulieren: Wir können...

- aus einer fröhlichen Stimmung (= emotionale K) heraus ins Lachen kommen (= motorische K), um dann vieles in unserer Umgebung als komisch und belustigend zu erleben (= kognitive K).
- die mechanischen Voraussetzungen des Lachens (Lachatmung, Lachmimik = motorische K) aber auch solange willkürlich hervorrufen, bis sich Heiterkeit (= emotionale K) und komische Belustigung (= kognitive K) von selbst einstellen.
- komische bzw. witzige Sachverhalte wahrnehmen (= kognitive K), was uns zunächst in Heiterkeit versetzt (= emotionale K) und dann die Lachmuskeln in aktiviert (= motorische K).

Genau in diesem Sinne argumentiert auch Madan Kataria. Er nimmt an, dass die Übungen des Lachyoga zunächst ein Areal in jenem Teil der Großhirnrinde anregen, von dem unter anderem die Bewegungen der Mimik und der Stimmbänder gesteuert werden. Dieses Areal steht – als motorische Komponente – mit Arealen in

Verbindung, welche die emotionalen und kognitiven Bestandteile des Lachnetzwerks bilden. Emmelmann (2007, 44) erklärt in diesem Zusammenhang:

„Durch immer wiederkehrende Übungen und Elemente beim Lachyoga werden verschiedene Funktionen des Gehirns intensiv trainiert, darunter auch der Zugang zu mehr Heiterkeit und Lachen. Je häufiger wir Lachen oder Lachyoga-Übungen praktizieren, desto schneller stellt sich die gewünschte Wirkung von Heiterkeit und Entspannung ein.“

Experimentelle Untersuchungen zum Lachyoga

Die Wirkweise des Lachyoga wird in der wissenschaftlichen Literatur zum Teil kontrovers diskutiert. Dabei wird gerne darauf verwiesen, dass sowohl die Verfechter wie auch die Kritiker Argumente aufwerfen, die nicht durch evidenzbasierte Studien untermauert sind. Im Folgenden werden deshalb drei Studien zusammengefasst, die in den Kriterien strenger Wissenschaftlichkeit in jeder Hinsicht entsprechen.

India Laughter Study

Die indische Lachyoga Zentrale in Mumbai veranlasste eine empirische Untersuchung, die von den Autoren (Nagendra et al. 2007) als erste kontrollierte Langzeituntersuchung zur Wirkweise von Lachyoga bezeichnet wird. In dieser Untersuchung sollte ermittelt werden, welche spezifischen Auswirkungen Lachyoga auf physiologische, immunologische und psychologische Stress-Parameter ausübt.

Die zufällig ausgewählten Versuchspersonen setzten sich aus Angestellten zusammen, die aus dem Bereich der Informationstechnologie kamen und ein Alter zwischen 20-50 Jahren hatten. Die Teilnehmer der Experimentalgruppe (EG) nahmen an aufeinander folgenden Tagen an sieben Lachyoga-Sessionen teil. Die Angehörigen der Kontrollgruppe (KG) blieben unbehandelt.

Als Ergebnis zeigte sich, dass Lachyoga auf sämtliche der untersuchten untersuchten Stress-Parameter signifikante Auswirkungen hatte: So wurde in der EG der Blutdruck der Teilnehmer reduziert und der morgendliche Cortisol-Spiegel senkte sich ab. Mit Hilfe von Selbstevaluationen auf der *Perceived Stress Scale* ließ sich ferner zeigen, dass die subjektive Wahrnehmung positiver Gefühlszustände zunahm, während gleichzeitig die Wahrnehmung negativer Gefühlszustände abnahm.

Auswirkungen des Lachyoga auf das Selbstwertgefühl

Heidi Beckman und ihre Mitarbeiter untersuchten im Jahre 2007 die Auswirkungen eines gezielten Lachyoga Trainings auf das Selbstwertgefühl von 33 vorwiegend weiblichen Angestellten eines verhaltenstherapeutischen Gesundheitszentrums. Diese Gruppe traf sich an fünfzehn aufeinander folgenden Tagen zu einer 15-minütigen Lachyoga-Session. Zur Überprüfung der dabei erzielten Effekte wurde das *Capabilities Awareness Profile* verwendet, ein aus 124 Items zusammengesetzter Fragebogen zur Selbsteinschätzung von Selbstbewusstsein. Es wurde dabei ermittelt, dass in der Folge dieses Lachtrainings die verschiedenen Indikatoren von Selbstbewusstsein eine signifikante positive Veränderung ergaben. Im Einzelnen betraf das die Fähigkeit,

- eigene Gedanken und Gefühle unter Stress zu regulieren
- sich auch bei Stress optimistisch auf die Zukunft einzustellen
- positive Emotionen zu entwickeln und aufrechtzuerhalten
- mit anderen auch unter ungünstigen Umständen verbunden zu bleiben

Grazer Studie

Ilona Papousek und Günter Schulter (2008) berichten über eine Studie mit 60 Studenten, die in eine Experimentalgruppe (EG = 20 Frauen, 3 Männer) und eine Kontrollgruppe (KG = 31 Frauen, 4 Männer) unterteilt waren. Die Teilnehmer der EG nahmen zuvor an einem intensiven dreiwöchigen „Heiterkeitstraining" teil, das in seiner Grundstruktur dem Lachyoga entsprach. Die Teilnehmer der KG bekam kein entsprechendes Training. Beide Gruppen wurden im Hinblick auf Alter (Mittelwert = 22 Jahre), Geschlecht und Rauchverhalten parallelisiert. Alle Teilnehmer sollten 12 Stunden vor der Untersuchung im Labor auf Alkohol bzw. 2 Stunden davor auch auf Koffein und weitere stimulierende Genussmittel verzichten. Das Rauchen sollte 30 Minuten vor der jeweiligen Untersuchung eingestellt werden.

Es wurden verschiedene Messinstrumente verwendet. Um das Konstrukt „Heiterkeit" zu erfassen, wurden bestimmte Fragebögen (u.a. das *State Trait-Cheerfulness Inventory* und der *Multidimensional Mood State Questionnaire*) eingesetzt. Zur Abklärung des gesundheitlichen Status wurde überdies eine standardisierte Symptomcheckliste (*FBL-R*) verwendet. Daneben wurden auch kardiovaskuläre Parameter wie der Blutdruck und die Herzfrequenzvariabilität bestimmt: diese sollten als objektive Indikatoren für Stressanfälligkeit fungieren.

Als Ergebnis führen die Autoren an, dass bei den Teilnehmern der EG in psychologischer Hinsicht eine „effektive Steigerung der Heiterkeit" zu verzeichnen war – sowohl unmittelbar nach dem Heiterkeitstraining als auch zwei Tage danach. Dies ging einher mit einer allgemeinen Erhöhung des subjektiven Wohlbefindens (gute Laune, Gelassenheit, mentale Spritzigkeit).

Was die physiologischen Parameter betrifft, ergab sich im Hinblick auf die Herzfrequenzvariabilität und den diastolischen Blutdruck kein signifikantes Ergebnis. Allerdings sank der systolische Blutdruck bei der zweiten Messung in der EG signifikant. Die Autoren interpretieren dieses Resultat als objektiven Hinweis dafür, dass ein Heiterkeitstraining, wie es in dieser Studie zur Anwendung kam, einen messbaren stressreduzierenden Effekt nach sich zieht.

Lachyoga und Humor

Ein Leben ohne Lachyoga und Humor kann und will ich mir gar nicht vorstellen. Seit ich mich erinnern kann, lache ich gerne. Lachen ist ein wesentlicher Teil von mir. 2004 nach dem Tod meiner damals besten Freundin habe ich mein Lachen komplett verloren. Das war sehr schlimm für mich. Dank Lachyoga wurde es wieder reanimiert. Dieses Erlebnis hat mich sehr geprägt. Seitdem werde ich von meinem Wunsch angetrieben, Lachen und Humor in die Welt zu tragen. Insbesondere beschäftige ich mich damit, die Thematik Lachen und Weinen zu vereinen.

Ich bin begeistert, was inzwischen alles mit Lachyoga möglich ist. Kein Bereich, in den Lachyoga nicht mit einfließen kann. Kollegen in aller Welt sind aktiv. Louis Gomez aus Mexiko, leistet wunderbare Lachyoga-Arbeit mit Sträflingen, die zu lebenslanger Haftstrafe verurteilt wurden. Christian Bártoli lacht mit Straßenkindern in Venezuela und räumt dabei gemeinsam mit den Kindern vermüllte Strände auf. In Japan haben die Lachkolleginnen Maki Kawakami und Sae Hayashi zusammen mit Obdachlosen nach der Tsunami Katastrophe gelacht. Und weltweit wird inzwischen in Reha-Kliniken, Altenheimen, Schulen, Kitas, Firmen, Selbsthilfegruppen und an vielen weiteren Orten systematisch gelacht.

Mit meinen Vortrag und meiner Lesung *„Lachen trotz und alledem – Darf ich lachen, wenn ich traurig bin?“* bin ich selbst in Bereiche vorgedrungen, in denen es scheinbar nichts zu lachen gibt. Das waren Bestattungsinstitute, Kirchen, Hospiz-Vereine und sogar die Kapelle vom Johannesfriedhof in Bielefeld, am Tag des Friedhofes. Dort besagte die Überschrift der ersten Power Point Folie: *„Nimm dein Leben nicht so ernst – du überlebst es eh nicht.“* Dieser Schriftzug wurde auf die Wand der Friedhofskapelle projiziert. Die Türen standen auf, so dass der Blick auf die Gräber fiel.

Im Bestattungsinstitut haben wir zum Schluss Walzer getanzt, zu den Klängen von Doris Days *Que sera sera*. Die Bestatterinnen waren begeistert: „Lachen tun wir bei uns immer wieder, aber getanzt wurde jetzt das erste Mal.“ Ich freute mich sehr, daran beteiligt gewesen zu sein. Denn es geht darum, auch in ernste Bereiche immer mehr Heiterkeit und Lachen zu bringen. Es gibt noch viel zu tun. Deshalb: Lachen wir doch einfach los!

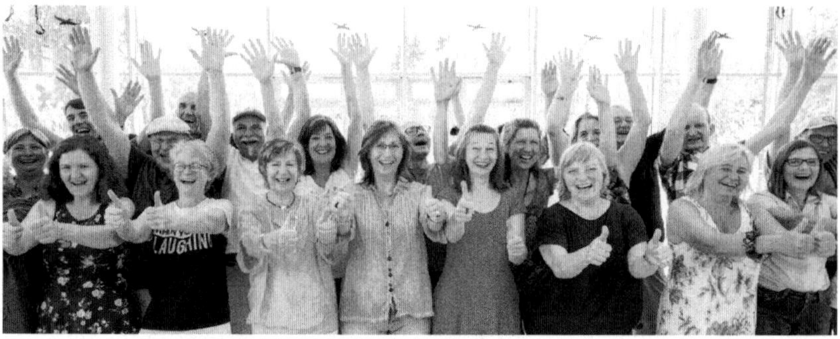

Abb. 21: Lachen ist international: Sehr gut – sehr gut – ja!
Foto: Egbert Griebeling

Literatur

Adler, A., ([1927] 1928]) Zusammenhänge zwischen Neurose und Witz, In: *Psychotherapie und Erziehung*, Band 1, S. 178-181. Fischer Taschenbuch

Ammidown, B. (1993) Laugh wagons. *Humor & Health Letter*, II (6), S. 8- 11

Ansbacher, H. & Ansbacher, R. (Hg.) (1982) *Alfred Adlers Individualpsychologie.* Reinhardt Verlag

Aristoteles (2006) *Poetik*. Reclam Verlag

Beattie, J. ([1776] 2012) *Essays on Laughter, and Ludicrous Composition*. Nabu Press

Beckman H, Regier N, Young J. (2007) Effect of workplace laughter groups on personal efficacy beliefs. *Journ. Prim. Prev.*, 28, S. 167-182

Berenbrinker U. Humorspiele. (2005) In: Lauer H-G. (Hrsg) *Da ist Humor im Spiel.*HCD-Verlag, S. 92-98

Bergson, H. ([1900] 2011) *Über das Lachen*. Felix Meiner Verlag

Berk, L. S. et al. (1991) Immune system changes during humor associated laughter. *Clinical Research*, 39, 124A

Berk, L. S. (1994) New discoveries in psychoneuroimmunology. *Humor & Health Letter*, III (6), 1-8

Berk, L. S.(1996) The laughter-immune connection: New discoveries. *Humor & Health Journal*, V (5), 1-5

Berk, L. S., Tan, S. & Fry, W. F. (1989) Neuroendocrine and stress hormone changes during mirthful laughter. *Am. Journ. Med. Sciences*, 98, S. 390-396

Billig, M. (2005): *Laughter and ridicule*. Sage Publications

Birkenbihl, V. F. (2018): *Humor. An ihrem Lachen soll man sie erkennen.* mvg-Verlag

Birklbauer W. (2008) *Warum Lach-Yoga? Eine neurologische Perspektive*. Books on Demand

Bowlby, J. (1975) *Bindung*. Kindler-Verlag

Charney, M., Woody Allen's non sequiturs. (1995) *Humor. Intern. Journ. Hum. Res* 8, S. 339 - 348

Christensen, M. (2017) *Wie der Humor in die Kinderklinik kam*. HCD-Verlag

Cicero, M. T. (1976) *Vom Redner – De Oratore*, Reclam Verlag

Collodi, C. ([1883]1990). *Pinocchios Abenteuer – Le avventure di Pinocchio*. Frankfurter Verlagsanstalt

Cooper, L. (1922) *An Aristotelian theory of comedy*. Harcourt

Cousins, N. (1981) *Der Arzt in uns selbst*. Rowohlt

Crile, J. W. (1916) *Man as an adaptive mechanism*. Macmillan

Cubasch P. (2010) *Lachen verbindet*. Breuer & Wardin

Darwin, Ch. ([1872] 1989) The expression of emotions in man and animals. In Barret, P. H. & Freeman, R. D. (Hg.) *The Works of Charles Darwin*, Vol. 23, Pickering

Delage, Y. (1919) Sur la nature du comique. *La Revue du Mois*, 20, S. 337-354

Demokrit (1986) Das Maß des Lebens. In: *Die Vorsokratiker*. (Auswahl der Fragmente, Übersetzung und Erläuterung von Jaap Mansfeld). Band 2. Reclam Verlag, S. 267-269

Dillon, K. M, Mindiff, B. & Baker, K. H. (1986) Positive emotional states and enhancement of the immune system. *Intern. J. Psych. Med.*, 15, S. 13-18

Dostojewski, F. (1964) Traum eines lächerlichen Menschen. In: *Sämtliche Erzählungen*. Piper

Duchenne, G.-B. (1876) *Mécanisme de la physionomie humaine ou analyse électro-physiologique de l'expression des passions*. Librairie J.-B. Bailliere et Fils

Eibl-Eibesfeldt, I. (1967) *Grundriß der Vergleichenden Verhaltensforschung*. Piper

Eibl-Eibesfeldt, I. (1986) *Die Biologie des menschlichen Verhaltens*. Seehamer Verlag

Ekman, P. (1988) *Gesichtsausdruck und Gefühl*. Junfermann

Emmelmann, C. (2007) *Das kleine Lachyoga Buch*. dtv

Esch, K. (2020) *Lebe! Lache! Liebe! Dich frei – denn Du bist es wert*. HCD-Verlag

Euler D. S. (1996) *Lachen & Chaos. Der humorvolle Weg zur lachenden Beleuchtung des Geistes*. Typoskript

Feather, N. T. (2002). Envy, resentment, schadenfreude, and sympathy: Reactions to deserved and undeserved achievement and subsequent failure. *Personality and Social Psychology Bulletin*, 28 (7), S. 953-961

Festinger, L. (1954) A theory of social comparison process. *Human Relations*, 7, S. 117-140

Frankl, V. E. (1982) *Die Psychotherapie in der Praxis*. Franz Deuticke Verlag

Frankl, V. E. ([1959] 1987), Grundriß der Existenzanalyse und Logotherapie. In: Frankl, V. E.: *Logotherapie und Existenzanalyse*, S. 57-184, Piper Verlag

Frankl, V. E. (1977) *... trotzdem Ja zum Leben sagen. Ein Psychologe erlebt das Konzentrationslager*. Kösel Verlag

Frankl,V .E. (2005) *Gesammelte Werke Band 1: ...trotzdem Ja zum Leben sagen und ausgewählte Briefe.* Böhlau Verlag

Freud, S. ([1905] 1982a) Der Witz und seine Beziehung zum Unbewußten. In: *Studienausgabe*. Band IV. Fischer Verlag, S. 9 -220

Freud, S. ([1927] 1982b), Der Humor. In: *Studienausgabe*, Band IV, Fischer Verlag, S. 275-282

Früh, H.: „Glück mit 18 – Startschuss in dein selbstbestimmtes Leben“. Eigenverlag.

Fry, W. F. (1989) Humor, physiology, and the aging proces. In Nahemow, L., McCluskey-Fawcett & McGhee, P. E. (Hg.) *Humor and Aging*. Academic Press, S. 81-98

Fry, W. F. (1993) Medical Perspectives on Humor. *Humor & Health Letter*, II, S. 1-4

Gaidos, S. (2009) When humor humiliates. *Science News*, 176(3), S. 18-23

Gregory, J. C. (1924) *The nature of laughter*. Harcourt, Brace & Co

Grewe, S. (2015) Werner Finck und die „Katakombe“: ein Kabarettist im Visier der Gestapo. Reihe Topographie des Terrors. Notizen: Band 7, Hentrich & Hentrich

Groos, K. (1892) *Einleitung in die Aesthetik*. Gießen, Richter'sche Buchhandlung

Groth, R. (1992) Der kleine Unterschied im Lachverhalten von Frauen und Männern und seine großen Folgen. Eine linguistische Untersuchung zum Interaktionsverhalten in der Schule. In: Günther, S. Kotthoff, H.: *Die Geschlechter im Gespräch*. Metzler Verlag, S. 33-51

Hablützel, C. (2017) *Huplö lala düsel Fnurz. Ein Lesebuch in Gibberish*. Lachdichgesund GmbH

Hayworth, D. (1928) The social origin of laughter. *Psychol. Review*, 35, S. 367-385

Hemmer, M. (2010). Nur Spott und Hohn? Für manche Menschen ist jedes Lachen bedrohlich. *Psychologie Heute*, 37 (5), S. 11

Hempelmann, Christian F. (2007) The laughter of the 1962 Tanganyika "laughter epidemic". *Humor. Intern. Journ. Hum. Res.*, 20, S. 49–71

Hendricks G. (1999) The breath of laughter. *Humor & Health Journal*, VIII –3, S. 1- 8

Hirsch, E. C. ([1985] 2002) *Der Witzableiter oder die Schule des Lachens*. C. H. Beck Verlag

Hobbes, T. ([1651] 1981). *Leviathan*. Penguin

Hügli, A. (1980) Das Lächerliche. In Ritter, J. & Gründer, K. (Hg.) *Historisches Wörterbuch der Philosophie*, Band 5, S. 1-8, Wissenschaftliche Buchgesellschaft

Jacobelli, M. C. (1992) *Das Ostergelächter*. Friedrich Pustet Verlag

Kästner, E. (1969) Gedanken über das Lachen. In: *Gesammelte Schriften für Erwachsene*. Vermischte Beiträge III. Droemer-Knaur

Kästner, E. (2016) *Wer Kind bleibt, ist ein Mensch. Von Kicherfritzen, dem vergesslichen Christoph und anderen*. Atrium Verlag

Kallen, H. M.(1911) The aesthetic principle in comedy. *Amer. Journ. Psychol.*, 22, S. 137-157

Kant I. ([1790]1976) *Kritik der Urteilskraft*. Reclam Verlag

Kant I. ([1801] 1968) Anthropologie in pragmatischer Hinsicht, in: *Kants Werke* (Akademie-Textausgabe, Bd. VIII). W. de Gruyter Verlag

Karasev L V. (1996) *Filosofiya smecha [Philosophie des Lachens]*. Rossijski gosudarstvennyj gumanitarnyj universitet

Kataria, M. (1999) *Laugh for no reason*. Madhuri International

Kimmel, M. S. & Mahler, M. (2003) Adolescent masculinity, homophobia, and violence. Random school shootings, 1982-2001, in: *American Behavioral Scientist*, 46/10, S. 1439-1458

Kirchmayr, A. (2009) *Witz und Humor.* Edition Vabene

Kirchmayr, A. (2011) Humorvoller Witz fördert im Notfall die heitere Kunst des Drüberstehens. In: Korp, H.-A., Müller, C. & Titze, M. (Hrsg.): Mit Humor arbeiten. HCD-Verlag

Klapp, O. (1950) The fool as a social type. *American Journal of Sociology*, 55, 157-162

Koestler, A. (1966) *Der göttliche Funke*. Scherz Verlag

Koestler, A. (1990) *Der Mensch – Irrläufer der Evolution*. Fischer Verlag

Korp, H.-A. (2014) *Am Ende ist nicht Schluss mit lustig: Humor angesichts von Sterben und Tod*. Gütersloher Verlagshaus

Kunz E. (2007) „Die Füße gehen mit uns, doch lieber wollen sie uns tragen ..." In: Titze M. *Die heilende Kraft des Lachens*. Kösel ([1995] 2007), S. 305-17

Landau, T. (1995) *Von Angesicht zu Angesicht*. Rowohlt Verlag

Liebertz, Ch (2013) *Das Goldene Schatzbuch ganzheitlichen Lernens.* Don Bosco Verlag,

Lorenz, K. (1963 *Das sogenannte Böse*. Borotha-Schoeler Verlag

Ludovici, A. M. (1932) *The secret of laughter*. Constable Press

Maracek, H. (2010) *Das kleine fest des Lachens – Weihnachten einmal anders.* Residenz Verlag

Martineau, W. H (1972) A model of the social functions of humor. In Goldstein, J. H. & McGhee, P. E. (Hg.) *The psychology of humor*. Academic Press, S. 101-125

Mc Comas, H. C. (1923) *The origin of laughter*. Psychol. Rev., 30, S. 45-55

McDougall, W. (1903) The theory of laughter. *Nature*, 67, S. 318-319

McDougall, W. (1923) *An outline of psychology*, Methuen & Co. Ltd.

McGhee, P. E. (1979) Development of the humor response. *Psycholo gical Bulletin*, 76 (5), S. 328-348

McGhee, P. E. (1979) *Humor. Its origin and development*. W. H. Freeman

McGhee, P. E. (1991) *The Laughter Remedy. Health, healing, and the amuse system*. The Laughter Remedy

McGhee, P. (1996) *Health, healing and the amuse system*. Kendall/Hunt Publishing Company

Miller, A. (1980) *Am Anfang war Erziehung*. Suhrkamp Verlag

Moody, R. (1979) *Lachen und Leiden. Über die heilende Kraft des Humors*. Rowohlt Verlag

Nagendra H R, Chaya M S, Nagarathna R, Kataria M, Manjunath M K, Raghavendra R M. (2007) *The efficacy of Laughter Yoga on IT professionals to overcome professional stress.* Mumbai: Laughter Yoga International

Neckel, S. (1991) *Status und Scham*. Campus Verlag

Nietzsche, F. ([1885] 1980) Also sprach Zarathustra. In: *Werke.* Band III. München Hanser, S. 276-561

Olds, J. (1953) Self-stimulation of the brain. *Science*, 127, S. 315-324

Osho (1988) *Leben, Lieben, Lachen*. Rajneesh

Palmer, J. (1994) *Taking humour seriously*. Routledge

Papousek, I. &, Schulter, G. (2008) Effects of a mood-enhancing intervention on subjective well-being and cardiovascular parameters. *Intern J. Behav. Med.*, 15, S. 293-302

Papousek, I., Aydin, N., Lackner, H.K., Weiss, E.M., Bühner, M., Schulter, G., Charlesworth, C., & Freudenthaler, H.H. (2014). Laughter as a social rejection cue: Gelotophobia and transient cardiac responses to other persons' laughter and insult. *Psychophysiology*, 51(11), S. 1112-21

Paul, J. ([1819] 1980) Vorschule der Ästhetik, in: *Werke*, fünfter Band. Carl Hanser Verlag, S. 102-178

Platt, T. (2008) Emotional responses to ridicule and teasing: Should gelotophobics react differently? *Humor – Intern. Journ. Hum. Res.*, 21/2, S. 105-128

Plessner, H. (1950) *Lachen und Weinen*. Leo Lehnen

Preisendanz, W. (1974) Das Komische, das Lachen. In Ritter J. & Gründer K. (Hg.) *Historisches Wörterbuch der Philosophie*, Band 4. Wissenschaftliche Buchgesellschaft, S. 889-893

Provine, R. R. (1996) Laughter. *American Scientist* 84, 1, S. 38-47

Provine, R. R. (2000) *Laughter. A scientific investigation*. Penguin Putnam Inc.

Proyer, R. T., Hempelmann, Chr., H. & Ruch, W. (2009) Were they really laughed at? That much? Gelotophobes and their history of perceived derisibility, *Humor. Intern. Journ. Hum. Res.*, 22-1/2. S. 213-232

Radcliffe-Brown, J. (1952) On joking relationships. In: *Structure and function of primitive society*. Cohen and West

Rapp, A. (1949) A phylogenetic theory of wit and humor. *Journ. Soc. Psychol.*, 30,1949, S. 81-96

Röcke, W. & Velten, H.R. (Hg.) (2005) *Lachgemeinschaften. Kulturelle Inszenierungen und soziale Wirkungen von Gelächter im Mittelalter und in der frühen Neuzeit*. De Gruyter Verlag

Rößler, S. (2015) *Lachen trotz und alledem – Darf ich lachen, wenn ich traurig bin?*, Via Nova Verlag

Rubinstein, H. (1985) *Die Heilkraft Lachen*. Hallwag Verlag

Ruch,W. (2004) Gelotophobia: A useful new concept? *IPSR Spring 2004 Colloquium Series*, Department of Psychology, University of California at Berkeley

Ruch, W. (2009) Fearing humor? Gelotophobia: The fear of being laughed at Introduction and overview. *Humor. Intern. J. Humor Res.* 22 (1-2), S. 1-25

Ruch, W. & Proyer R. T. (2008) The fear of being laughed at: Indivi dual and group differences in Gelotophobia, *Humor. Intern. J. Hum. Res.*, 21, S. 47-67

Ruch, W. & Titze, M. GELOPH 46. (1998) Fragebogen. Fachbereich Psychologie, Universität Düsseldorf

Ruch, W., Altfreder, O. & Proyer, R. T. (2009) How do gelotophobes interpret laughter in ambiguous situations? An experimental validation of the concept, *Humor. Intern. Journ. Hum. Res.*, 22/1-2, S. 63-90

Ruch, W., Beerman, U. & Proyer, R. T. (2009) Investigating the humor of gelotophobes: Does feeling ridiculous equal being humourless? *Humor. Intern. Journ. Hum. Res.* 22/1-2, S. 111-144

Salameh A W. (2007) Humor Immersion Training. In: Titze M. *Die heilende Kraft des Lachens.* Kösel ([1995] 2007), S. 327- 53

Salisch, M. v. (1988) Einleitung zu Gesichtsausdruck und Gefühl von Paul Ekman: Gesichtsausdruck und Gefühl. Junfermann

Scheff, T.J. (2000) Shame and the social bond: a sociological theory. *Sociological Theory*, 18, S. 84-99

Selye, H. (1988) *Streß*. Piper

Schmitt J. L. (1986) *Atemheilkunst*. Humata Verlag

Schopenhauer, A. ([1819] (1991) *Die Welt als Wille und Vorstellung II*, Wissenschaftliche Buchgesellschaft

Speer, E. (1935) *Die Liebesfähigkeit (Kontaktpsychologie)*. J.F. Lehmanns Verlag

Spitz, R. (1946) The smiling response: A contribution to the onto genesis of social relations. *Genetic Psychol. Monogr.*, 34

Steiner-Junker, G. (2006) *Lachyoga.* Südwest-Verlag

Sroufe, L. A & Waters, E. (1976) The ontogenesis of smiling and laughter: A perspective on the organization of development in infancy. *Psychological Review*, 83, S. 173 183

Stephens, P. (2014). Gelotophobia: living a life in fear of laughter. *BBC News*, 27. http://www.bbc.com/news/health-27323470

Titze M. (1993) Laughter groups. *Humor & Health Letter*, 2-2, S. 1-7

Titze, M. (1996) The Pinocchio Complex: Overcoming the fear of laughter. *Humor & Health Journ*al, V (1), S. 1-11

Titze, M. (1997a) Das Komische als schamauslösende Bedingung. In: Kühn, R., Raub, M. & Titze, M. (Hg.) *Scham – ein menschliches Gefühl*. Westdeutscher Verlag, S. 169 – 178

Titze, M. (1997b) Dem Dressurgewissen ins Gesicht lachen. *Intra*, 8 (31), S. 18 – 23

Titze, M. (1998) Von Angesicht zu Angesicht – Die Bedeutung des Lächelns in der Psychotherapie. *L.O.G.O.S. INTERDISZIPLINÄR*, S. 102-111

Titze M. ([1995] 2007) *Die heilende Kraft des Lachens. Frühe Beschämungen mit Therapeutischem Humor heilen*. Kösel Verlag

Titze, M. (2007b) Treating Gelotophobia with Humordrama. *Humor & Health Journal*, XVI, Nr. 4, S. 1-11

Titze M. (2008) Als das Lachen zur Bewegung wurde. *Nordelbische*, 4.5.2008, 18, S. 2

Titze, M. (2009). Gelotophobia: The fear of being laughed at. *Humor. Intern. Journ. Humor Res.*, 22 (1-2), S. 27-48.

Titze, M. (2009b). Schadenfreude and April's fools: The prerequisites of malicious glee. *Humor & Health Journal*, XIV/4, S. 1-11

Titze, M. (2013). Die disziplinarische Funktion der Schadenfreude – oder: Die Ambivalenz des Lachens. In: P. Wahl, H. Sasse & U. Lehmkuhl (Hrsg.), *Freude – Jenseits von Ach und Weh?* Vandenhoeck & Ruprecht, S. 11-39

Titze, M. (2013). Der Pinocchio-Komplex. Wenn das Lachen in die Erstarrung führt und wie Schamgefühle durch Humor überwunden werden können. *Jung-Journal. Forum für Analytische Psychologie und Lebenskultur*, 17 (29), S. 29-39

Titze M. (2014) Wie therapeutisch sind Lachgruppen? In: Wild, B.: (Hrsg.). *Humor in der Psychotherapie*. Schattauer Verlag, 2. Auflage, S. 268-289

Titze, M. & Kühn, R. (2014). When laughter causes shame: The path to gelotophobia. In K. G. Lockhart (Hrsg.), *Psychology of Shame: New Research*. Nova Science, S. 141-156

Titze, M. (2018a) *„Wer zuletzt lacht ..." Die Kunst humorvoller Selbstbehauptung*, Schattauer Verlag

Titze, M. (2018b) *Humor in Körpersprache und Rhetorik. Theorie und praktische Anwendungen.* HCD-Verlag

Titze, M. & Eschenröder, C.T.: ([1998] 2007) *Therapeutischer Humor.* Fischer Taschenbuch Verlag

Titze, M., Kühn & R. (2010). *Lachen zwischen Freude und Scham. Eine psychologisch-phänomenologische Analyse zum Verständnis der Gelotophobie*. Königshausen & Neumann

Toland, John (1977) *Adolf Hitler, Biographie 1889–1945*. Lübbe Verlag

Wadulla A. (1988) *Bewußt atmen – besser leben*. Hugendubel

Walsh, J. J. (1928) *Laughter and health.* New York, Appleton

Webeling, P. (2015) *Das Lachen und der Tod.* Heyne Verlag

Wild, B. (2008) Humor als psychologisch-medizinisches Phänomen. Über psychologisch-neurologische Grundlagen und die Bedeutung für das individuelle Wohlbefinden. In: Effinger, H. (Hrsg.). *Die Wahrheit um Lachen bringen. Humor als Medium in der Sozialen Arbeit*. Juventa Verlag, S. 77-85

Wild, B. (2009) Humor und Gehirn. Neurobiologische Aspekte. *Ztschr. Geront. Geriat* . 43 (1), S. 31-35

Willmann, J. M. (1940) An analysis of humor and laughter. *Amer. Journ. Psychol.*, 1940, 53, S. 70-85

Wills, T. A. (1981). Downward comparison principles in social psychology. *Psychological Bulletin*, 90 (2), S. 245-271

Wurmser, L. (1993) *Die Maske der Scham.* Springer Verlag

Zajonc, R. A. (1985) Emotional and facial efference: A theory reclaimed. *Science*, S. 228

Ziv, A. (1984) *Personality and sense of humor*. Springer